药物剂型
正确使用手册

主 编 刘 湘 左笑丛

副主编 夏 红 袁海斌

主 审 刘世坤

编 者 (以姓氏笔画为序)

左笑丛 (中南大学湘雅三医院)　　邹 杨 (湘潭市中心医院)

龙 靓 (湘潭市中心医院)　　　　汪 伟 (湘潭市中心医院)

刘 畅 (湘潭市中心医院)　　　　柳梦笛 (湘潭市中心医院)

刘 征 (湘潭市中心医院)　　　　贺湘萍 (湘潭市中心医院)

刘 密 (湘潭市中心医院)　　　　袁海斌 (湘潭市中心医院)

刘 湘 (湘潭市中心医院)　　　　夏 红 (湘潭市中心医院)

刘世坤 (中南大学湘雅三医院)　　曹文静 (湘潭市中心医院)

李荣辉 (湘潭市中心医院)　　　　龚 婷 (湘潭市中心医院)

肖 灿 (湘潭市中心医院)　　　　谢 希 (湘潭市中心医院)

吴石威 (湘潭市中心医院)　　　　雷海波 (湘潭市中心医院)

人民卫生出版社

·北京·

图书在版编目（CIP）数据

药物剂型正确使用手册 / 刘湘，左笑丛主编．

北京 : 人民卫生出版社，2024. 9. -- ISBN 978-7-117
-36781-3

Ⅰ. R944-62

中国国家版本馆 CIP 数据核字第 2024NM5904 号

人卫智网	www.ipmph.com	医学教育、学术、考试、健康，
		购书智慧智能综合服务平台
人卫官网	www.pmph.com	人卫官方资讯发布平台

药物剂型正确使用手册

Yaowu Jixing Zhengque Shiyong Shouce

主　　编：刘　湘　左笑丛
出版发行：人民卫生出版社（中继线 010-59780011）
地　　址：北京市朝阳区潘家园南里 19 号
邮　　编：100021
E - mail：pmph @ pmph.com
购书热线：010-59787592　010-59787584　010-65264830
印　　刷：廊坊十环印刷有限公司
经　　销：新华书店
开　　本：850×1168　1/32　　印张：7
字　　数：157 千字
版　　次：2024 年 9 月第 1 版
印　　次：2024 年 12 月第 1 次印刷
标准书号：ISBN 978-7-117-36781-3
定　　价：58.00 元

打击盗版举报电话：010-59787491　E-mail：WQ @ pmph.com
质量问题联系电话：010-59787234　E-mail：zhiliang @ pmph.com
数字融合服务电话：4001118166　E-mail：zengzhi @ pmph.com

前 言

　　根据国家《"健康中国 2030"规划纲要》《关于印发国家基本药物目录(2018 年版)的通知》《关于加快药学服务高质量发展的意见》《关于加强药事管理转变药学服务模式的通知》等文件精神要求,为进一步实现基层药物合理使用,保障《国家基本药物目录》内药品的安全有效使用,推动基层药学服务模式向"以病人为中心"高质量转型,针对基层一线调剂药师、临床药师及其他医药护工作人员,专门组织长期从事临床一线工作的药学专家编写了本书——《药物剂型正确使用手册》。

　　众所周知,药物须根据治疗需要制备成不同的剂型,相较于应用广泛的片剂、胶囊剂等普通剂型,各种特殊剂型如泡腾片、舌下片、栓剂、喷雾剂、透皮贴剂、缓控释制剂、膏剂等进一步满足了不同用药人群的需求,在充分发挥药效的前提下明显提高了病人的依从性、降低了药品不良反应的发生率。不同药物剂型有着不同的使用方法,不正确的使用方法会影响药物疗效,增加产生毒副作用的风险。目前广大群众,甚至是部分医务工作者在部分药物剂型的正确使用上依然存在疑惑,因此,迫切需要一本通俗易懂并方便随时查阅的参考工具书,以及可视化的教学指导。本书详细介绍了《国家基本药物目录(2018 年版)》中药品所涉及的与病人息息相关的常见基本剂型。本书按照口服给药剂型、口腔内给药剂型、注射给药剂型、呼吸道给药剂型、皮肤给药剂型、眼用制剂、鼻用制剂、耳用制剂、阴道给药剂型、直肠给药剂型 10 大类别,运用简洁明了、通俗易懂的语言介绍了各剂型类别的特点及用药方法等。同时,本书的一大亮点是,读者可通过扫描二维码获得每一类剂型代表药物的相关用药教育视频,视频内容深入浅出地对用药方法进行了讲解,进一步加深读者印象,以期更好地帮助基层医疗机构规范、合理使用药物。

同时,本书尽可能地结合相关领域最新研究进展和国家卫生健康委员会相关医药政策,对剂型的定义、特点、分类、常见使用误区、合理使用方法等进行了介绍,做到"实用"和"前沿"相统一,希望本书能够成为基层医疗机构工作者尤其是一线药学工作者的手头工具用书。

最后,感谢各位编委认真负责的态度和辛勤的付出。本书编写时间有限,可能还存在疏漏或不当之处,欢迎广大读者朋友批评指正!

刘　湘

2024 年 4 月

目 录

第一章
口服给药剂型

口服给药系指口服后通过胃肠黏膜吸收而发挥全身作用的制剂。口服给药是药物研发过程中首选的给药途径,它符合胃肠道处理外来物(食物、药物等)的规律。国际上,用药遵循"能口服不肌内注射,能肌内注射不输液"的原则。本章介绍口服给药剂型,主要有肠溶片、泡腾片、咀嚼片、分散片、干混悬剂、颗粒剂、丸剂、缓释片、控释片、煎膏剂。

第一节　肠　溶　片

一、肠溶片的定义

肠溶片系指药物经口服后在胃液中不崩解,须进入肠道崩解并释放内容物,从而发挥药效的特殊片剂。该类制剂在不同 pH 介质中溶解度不同,即在低 pH 时保持完整,而在较高 pH 时溶出并释放药物,使药物口服后延迟到肠内释放,防止原料药在胃内分解失效、对胃产生刺激或控制原料药在肠道内定位释放。

二、肠溶片的特点

1. 避免药物受到胃内酶或胃酸的破坏。

2. 避免药物对胃黏膜产生强烈刺激,从而引起恶心、呕吐等不良反应。

3. 将药物传递至肠道发挥作用。

4. 延长药物作用时间、减少给药频次等。

5. 将主要由小肠吸收的药物尽可能以最高浓度传递至该部位。

6. 由于口服肠溶制剂不可碾碎服用,吞咽功能减退病人、婴幼儿、留置胃管病人等人群不宜使用。

三、肠溶片的使用原则

1. 适用人群　适用于大多数病人。

2. 用药方法　有些肠溶片需要饭前服用,有些需要饭后服用。

(1)饭前服肠溶片:如抗酸药(奥美拉唑肠溶片、兰索拉唑肠溶片、雷贝拉唑钠肠溶片、泮托拉唑肠溶片等)、阿司匹林肠溶片等。这些药物只有饭前服用才能使药物在进餐前在肠道内被溶解、消化和吸收,在进餐时使胃酸及胆汁分泌减少,从而减轻食物、胃酸和胆汁对胃黏膜的刺激,减轻胃黏膜受到刺激后的炎症反应,延缓胃黏膜细胞因炎症出现的变质、渗出及不典型增生的病理变化。

(2)饭后服肠溶片:吡罗昔康肠溶片、吲哚美辛肠溶片等必须饭后服。虽然为肠溶片,不会对胃造成刺激,但它们对肠道刺激比较大,饭后服与食物混合在一起,能够减少药物对肠道的刺激。

3. 注意事项　肠溶片应整片吞服,如果掰开服用,肠溶衣出现漏洞就会失去保护作用,这样药片刚进胃部就被胃液溶解破坏,无法安全抵达肠道,从而影响药物正常药效的发挥,同时还可能刺激胃黏膜,引起恶心、呕吐、腹痛等不适症状。除说明书标注可掰开服用的情况外,一般不得掰开服用。

四、常见肠溶片举例

艾司奥美拉唑镁肠溶片

艾司奥美拉唑是一种不可逆的质子泵抑制剂,主要用于胃、十二指肠溃疡,吻合口溃疡,幽门螺杆菌感染,反流性食管炎及佐林格 - 埃利森综合征等。

【制剂原理】

艾司奥美拉唑属于弱碱性药物,根据"酸碱中和"反应原理,遇到胃酸后其理化性质会发生改变,易被破坏分解,降低了药物的有效性。为了保证药物可以被稳定吸收,常将其制成肠溶制剂。

艾司奥美拉唑镁肠溶片到达碱性环境的小肠时,药物释放被吸收进入血液,随人体的血液循环再将其输送到胃壁细胞表面,通过抑制 H^+/K^+-ATP 酶来抑制胃酸的分泌,起到护胃作用。类似的药物还有奥美拉唑、雷贝拉唑、泮托拉唑、兰索拉唑等。

【合理用药】

1. 用法用量 ①糜烂性食管炎的治疗:1 次 40mg,1 日 1次,连服 4 周。对于食管炎未治愈或症状持续的病人,建议再治疗 4 周。对于已经治愈的食管炎病人防止复发的长期维持治疗:1 次 20mg,1 日 1 次。②胃食管反流病(gastroesophageal reflux disease,GERD)的症状控制:无食管炎的病人 1 次 20mg,1 日 1 次。如果用药 4 周后症状未得到控制,应对病人进一步检查。一旦症状消除,随后可采用即时疗法,即需要时口服 20mg,1 日 1 次。③联合抗生素疗法根除幽门螺杆菌(Hp):1 次服用本药 20mg + 阿莫西林 1 000mg + 克拉霉素 500mg,1 日 2 次,共用 7 日。

2. 给药说明　本药至少应于饭前 1 小时服用,药片应和液体一起整片吞服,不应嚼碎或压碎后服用。艾司奥美拉唑镁肠溶片为微丸结构,对于存在吞咽困难的病人,可将肠溶片溶于半杯不含碳酸盐的水中(不应使用其他液体,因肠溶包衣可能被溶解),搅拌,直至片剂完全崩解,立即或在 30 分钟内服用,再加入半杯水漂洗后饮用。对于不能吞咽的病人,可将片剂溶于不含碳酸盐的水中,并通过胃管给药。

3. 注意事项　据有关专利报道,艾司奥美拉唑镁肠溶片中微丸丸芯选自蔗糖、淀粉或微晶纤维素中的任一种。如制剂中含有蔗糖,伴有罕见的遗传性疾病,如遗传性果糖不耐受症、葡萄糖 - 半乳糖吸收不良或蔗糖酶 - 异麦芽糖酶不足的病人,不可服用本品。

盐酸度洛西汀肠溶片

度洛西汀是 5- 羟色胺和去甲肾上腺素再摄取抑制剂。其在美国首次被批准用于治疗重度抑郁症,后来相继被批准用于治疗广泛性焦虑症、糖尿病周围神经痛、纤维肌痛以及慢性肌肉骨骼疼痛。欧盟还将其批准用于治疗妇女中至重度应激性尿失禁。目前在我国用于治疗抑郁症、广泛性焦虑症、慢性肌肉骨骼疼痛。

【制剂原理】

度洛西汀结构中含有仲氨基,化学性质较为活泼,容易与酸和酸酐等发生反应,在胃液中不稳定,容易发生降解,所以常将度洛西汀制备成包肠溶衣的药物制剂,如肠溶片或肠溶胶囊,从而延迟药物的释放,保护度洛西汀免受胃酸的降解。此外,度洛西汀会与许多含有羧基的肠溶材料反应形成溶解较慢或根本不溶的包衣,因此应选择特定的肠溶衣材料,或者在肠溶层和药物之间加入含有糖类物质和滑石粉的隔离层来减轻肠溶衣材料与度洛西汀的相互作用。

【合理用药】

1. 用法用量　1 次 30~60mg,1 日 1 次;或 1 次 30mg,1 日 2 次。

2. 给药说明　盐酸度洛西汀肠溶片应整片吞服,既不能嚼碎或压碎,也不能洒在食物上或混在饮料中,因为这样有可能影响肠溶包衣。

3. 注意事项　度洛西汀的肠溶衣会保护其到达 pH 超过 5.5 的肠道部分才开始溶解,故慢性胃排空障碍病人慎用。

阿司匹林肠溶片

阿司匹林是人们熟知的传统解热、镇痛、抗炎药,此外还有明显的抗血小板聚集的作用。由于它价格便宜、作用可靠,目前被广泛应用于防治心脑血管疾病。

【制剂原理】

阿司匹林对湿热不稳定,易水解产生游离水杨酸,水解产物水杨酸是阿司匹林引起消化道刺激的主要因素。当阿司匹林外层披上一件由特殊材料制成的耐酸包衣后,它可以保护肠溶片在胃内酸性环境下不崩解,而到达小肠碱性环境中才崩解、吸收,从而保护胃黏膜。

有专利报道,阿司匹林肠溶片由片芯、隔离衣层和肠溶衣层组成,其中片芯包括阿司匹林、无水磷酸氢钙、D-甘露糖醇、高岭土钠和 L-丙氨酸;隔离衣层包括乙基纤维素和聚乙二醇硬脂酸酯;肠溶衣层包括邻苯二甲酸聚乙烯醇酯、海藻酸和聚乙烯吡咯烷酮。阿司匹林肠溶片具有在酸中释放量小,在缓冲液中能基本完全释放等优点。

【合理用药】

1. 用法用量   ①解热镇痛:每次口服 0.3~0.6g,1 日 3 次,必要时每 4 小时口服 1 次;②抗风湿:1 日 3~6g,分 4 次口服;③抑制血小板聚集:应用小剂量,每次口服 75~150mg,1 日 1 次,在治疗急性心肌梗死或血管重建术后可以开始用较高剂量(160~325mg)作为负荷量,以后改为正常用的低剂量;④治疗胆管蛔虫病:1 次口服 1g,1 日 2~3 次,连用 2~3 日,阵发性绞痛停止 24 小时后停用,然后进行驱虫治疗。

2. 给药说明   饭前服用,整片吞服,禁止掰开。

3. 注意事项   对于急性心肌梗死需要即刻用药者,应采用嚼碎口服使其尽快发挥作用。近年来发现,在心脑血管病猝发时服用阿司匹林,可降低缺血性卒中和急性心肌梗死的死亡率,还可以降低致残率。用药越早越好,在家中或救护车上就可以服用,服肠溶片时还应嚼碎服下才能尽快起到抗栓作用。对于心脑血管病的一级预防,如果病人没有消化道疾病,可以使用阿司匹林泡腾片或普通片剂,因其吸收好,作用完全。但是如果出现服药后胃部不适,或既往有消化道疾病而又需要服用者,可以改用阿司匹林肠溶片。

ER1-1 肠溶片的使用方法

第二节　泡腾片

一、泡腾片的定义

泡腾片系指遇水可发生化学反应,产生大量气体,并导致崩解的片剂。通常含有碳酸氢钠和有机酸,遇水时两者反应生成并释放大量的二氧化碳气体,状如沸腾,故名泡腾片。

二、泡腾片的特点

1. 剂型新颖,服用方便,1~5 分钟内快速崩解,起效迅速。
2. 偏酸性,可增加部分药物稳定性和溶解性。
3. 降低药物在胃肠道的局部刺激。
4. 生物利用度高,能提高临床疗效。
5. 包装要求严格,防吸潮。

三、泡腾片的使用原则

1. 适用人群　特别适用于儿童、老年人以及吞服固体制剂困难的病人。

2. 用药方法

(1)溶解后才能服用,不能在气泡消失前饮用,未崩解部分可能在口腔、食管或胃内继续崩解,产生大量的二氧化碳气体,造成腹胀、腹痛、呃逆;气泡流入呼吸道,还可能造成呛咳等。

(2)不可直接放入口腔,药物崩解的整个过程如果在口腔里进行,短时间内生成大量气体,会影响呼吸,甚至可能出现窒息,十分危险。

(3)完全溶解也不需要温度特别高的水,一般40℃左右的温水即可。不宜用茶水或饮料泡服,以防发生化学反应。

3. 注意事项   泡腾片是以有机酸和碱式碳酸盐为崩解剂的药物剂型,因此泡腾片中含钠较多,长期大量服用会增大患心脑血管疾病的风险,常用泡腾片的老年人要注意监测血压,高血压病人服用期间应适当减少盐的摄入量。

四、常见泡腾片举例

维生素 C 泡腾片

维生素 C 又称抗坏血酸,是机体代谢不可或缺的物质之一,可增强机体抵抗力,用于预防和治疗各种急慢性传染病或其他疾病;也可用于病后恢复期、创伤愈合期及过敏性疾病的辅助治疗;用于预防和治疗坏血病。

【制剂原理】

中国营养学会建议成年人维生素 C 膳食摄入量为100mg/d。人体自身无法合成维生素 C,只能通过进食蔬菜、水果而摄入一定的量。维生素 C 易溶于水,不溶于有机溶剂中,由于含有连二烯醇结构,极易被氧化。现在,由于人们生活节奏加快、工作繁忙等原因造成水果进食量减少,且食物烹饪过程中热度和水洗等因素都会造成维生素 C 的损失,导致人们摄入的维生素 C 含量不足。将维生素 C 制备成泡腾片制剂,具有服用方便、口感良好及携带便捷的优点。另外,维生素 C 属于弱酸性药物,制成泡腾片后,体外崩解溶出药物,口服后液体在胃肠道大面积分布,降低了药物在胃肠道的局部刺激,从而降低副作用,达到速效、高效的效果。

【合理用药】

1. 用法用量　成人 1 日 1g，儿童 1 日 0.5g。

2. 给药说明　现泡现喝，放置过久容易氧化失效。水温不宜过高，40℃即可，水温过高会导致维生素 C 大量失效，影响疗效。

3. 注意事项

(1) 服用维生素 C 泡腾片后，应用清水漱口，减少酸性物质对牙齿的刺激。

(2) 儿童须在家长看护下服用。有相关报道，儿童直接服用维生素 C 泡腾片，引发窒息以致死亡。

乙酰半胱氨酸泡腾片

乙酰半胱氨酸可以直接裂解痰液中的糖蛋白，使糖蛋白分解、痰液液化，同时还具有抗炎性损伤以及抗脂质过氧化的作用，用于治疗分泌大量浓稠痰液的慢性阻塞性肺疾病、慢性支气管炎、肺气肿等慢性呼吸系统感染。

【制剂原理】

乙酰半胱氨酸已在临床应用多年，其以前仅限于吸入或静脉注射治疗。然而有报道称，口服乙酰半胱氨酸可以有效降低支气管黏液的黏度，而且乙酰半胱氨酸的大多数适应证可以通过口服来满足。乙酰半胱氨酸的口服生物利用度在 4%~10%，制成泡腾片后生物利用度提高。乙酰半胱氨酸化学结构中含有巯基，具有臭味，容易被氧化，因此其泡腾片中会加入保护剂和矫味剂。

【合理用药】

1. 用法用量　成人每次 0.6g，每日 1~2 次，或遵医嘱。

ER1-2　泡腾片
的使用方法

2. 给药说明　本品不可直接吞服,且开水冲服会影响疗效,应以温开水冲服(≤40℃),并临时溶解,一次性服完。

3. 注意事项　本品含有甜味剂阿斯巴甜,苯丙酮尿症病人禁用。

第三节　咀　嚼　片

一、咀嚼片的定义

咀嚼片是指在口腔中咀嚼或吮服,使药物溶化后吞服的片剂,通常加入蔗糖、甘露醇、山梨醇、薄荷、食用香精等以调节口味,药品经嚼碎后表面积增大,可促进药物在体内的溶解和吸收。

二、咀嚼片的特点

1. 咀嚼片是一类可在口腔内嚼碎后咽下的片剂,大小一般与普通片剂相同,可根据需要制成不同形状的异形片。

2. 咀嚼片经嚼碎后表面积增大,可促进药物在体内的溶解和吸收,服用方便,硬度比普通片小,口感好。

3. 对于难崩解的药物,制成咀嚼片可加速其崩解,提高药效。

三、咀嚼片的使用原则

1. 适用人群　咀嚼片服用方便,即使在缺水的条件下也可以按时用药,特别适用于小儿、老年人、吞咽困难或胃肠功能较差的病人,可减少药物对胃肠道的负担。

2. 用药方法　药用咀嚼片是结合药物本身、疾病以及病人特点等综合因素设计的,一般不建议直接吞服,嚼碎后服用可使药物发挥更好的疗效。

3. 注意事项　药用咀嚼片常见的有钙片类、抗酸药类、维生素类等。钙片类主要有碳酸钙咀嚼片、碳酸钙 D_3 咀嚼片、牡蛎碳酸钙咀嚼片等,给药时均须在口腔中咀嚼后服用,有利于钙剂的吸收,避免直接口服后药片崩解、吸收不完全。抗酸药类如铝碳酸镁咀嚼片,将药片咀嚼后服下,可增加药物在胃中的接触面积,迅速中和胃酸,同时细小的颗粒进入胃中更有利于在胃壁形成一层保护膜,发挥胃黏膜保护作用。维生素类药物,如小儿维生素咀嚼片,口感易被儿童接受,咀嚼后服下,避免了整片吞服给儿童带来的不适感等缺点。其他如降磷药物碳酸镧咀嚼片,碳酸镧是磷结合剂,为充分结合食物中的磷,应咀嚼后随餐服用。

四、常见咀嚼片举例

铝碳酸镁咀嚼片

铝碳酸镁,又名碱式碳酸铝镁,是第三代胃黏膜保护剂及抗酸剂。铝碳酸镁咀嚼片属于非处方药品,为白色或类白色片,对胆酸也有一定的吸附作用,其作用迅速、温和、持久。铝碳酸镁咀嚼片主要用于急、慢性胃炎,胃痛、反酸、烧心等胃部不适,具有抗酸和胃黏膜保护作用。

【制剂原理】

铝碳酸镁为氢氧化铝、氢氧化镁、碳酸盐和水的化合物,为新型长效抗酸药,其活性成分按层状晶格结构排列,为独特的网状结构,具有双重作用。一方面使胃液快速达到 pH 3~5 的最适范围,阻止胃蛋白酶的过强活性,促进溃疡愈合。同时又与胆酸、胃蛋白酶可逆性结合,消除胆汁酸对胃黏膜的损害。将药片咀嚼后服下,可增加药物在胃中的接触面积,迅速中和胃酸,同时细小的颗粒进入胃中更有利于在胃壁形成一层保护膜,发挥胃黏膜保护作用。

【合理用药】

1. 用法用量　餐后 1~2 小时、睡前或胃不适时服用,每次 2~4 片(每片 0.5g),每日 3 次。

2. 给药说明　咀嚼成粉末后用温开水吞服。

3. 注意事项　由于每片含有极低量的钠,所以尤其适用于高血压病人。

孟鲁司特钠咀嚼片

孟鲁司特钠是一种高选择性半胱氨酰白三烯受体拮抗剂,能够提高阻断半胱氨酰白三烯与受体间的相互作用,从而阻断气管对白三烯的反应,达到控制哮喘的目的。临床用于 2~14 岁儿童支气管哮喘的长期治疗与预防,治疗对阿司匹林敏感的哮喘病人以及预防运动诱发的支气管收缩,适用于减轻过敏性鼻炎引起的症状。

【制剂原理】

孟鲁司特钠咀嚼片为儿童用药,相对于成人,儿童用药对药物的安全稳定性有更高的要求;同时口感对儿童用药依从性的影响也比成人更为显著,对于咀嚼片而言,良好的口感可以提高儿童用药的依从性和安全性,使 2~14 岁儿童乐于使用。孟鲁司特钠稳定性较差，见光后有效药物成分容易被分解，从而降低药效。因此，其咀嚼片中会加入着色剂，利用着色剂的遮光效果，避免了药物见光分解，提高药品稳定性。

【合理用药】

1. 用法用量 2~5 岁哮喘和 / 或过敏性鼻炎儿童每日 1 次，每次 1 片（4mg）。6~14 岁哮喘和 / 或过敏性鼻炎儿童每日 1 次，每次 1 片（5mg）。

2. 给药说明 哮喘病人应在睡前服用，过敏性鼻炎病人在需要时服药，同时患有哮喘和过敏性鼻炎的病人应每晚用药1 次。

3. 注意事项 苯丙酮尿症病人需注意，本品含有少量苯丙氨酸（阿斯巴甜成分）。

碳酸钙 D_3 咀嚼片

钙是维持人体神经、肌肉、骨骼系统、细胞膜和毛细血管通透性正常功能所必需的物质。维生素 D 能参与钙和磷的代谢，促进其吸收并对骨质形成有重要作用。碳酸钙 D_3 咀嚼片是一种含钙和维生素 D 的复方制剂，可用于妊娠和哺乳期妇女、更年期妇女、老年人和儿童等，并可帮助防治骨质疏松症。

【制剂原理】

由于碳酸钙呈弱碱性，在体内经胃液溶解释放出钙离子，长期服用因消耗胃酸可引起消化不良和腹胀。另一方面，其是一种无机化合物，白色固体状，无味、无臭，基本上不溶于水。药品经咀嚼后便于吞服，药片表面积增大，可促进药物在体内的溶解、吸收。此外，维生素 D_3 不稳定，遇光或空气均容易变质，《中华人民共和国药典》(现行版)规定维生素 D₃ 原料药需要遮光、充氮、密封,因此有些专利采用维生素 D₃ 包合材料来达到此目的。

ER1-3

ER1-3　咀嚼片的使用方法

【合理用药】

1. 用法用量　成人 1 次 2 片(每片含钙 300mg),1 日 1~2 次,儿童 1 次 1 片,1 日 1~2 次,咀嚼后咽下。

2. 注意事项　本品需要遮光、密闭,室温干燥保存。

第四节　分　散　片

一、分散片的定义

分散片是指在水中能迅速崩解并均匀分散的片剂,原料一般是难溶性的药物。分散片可加水分散后口服,也可以将片剂直接置于口中含服或吞服。分散片处方设计的出发点是使片剂遇水后在尽可能短的时间(<3 分钟)内崩解成很小的颗粒并形成均匀分散的混悬液。故分散片的制备通常选择不溶于水(或不完全溶于水)与吸水性强的崩解剂,水分子通过毛细管作用或膨胀作用渗透进入片剂之中,崩解剂吸水膨胀而不溶解,不形成胶体溶液,不会因阻碍水继续渗入而影响片剂的崩解,从而可实现快速崩解。

二、分散片的特点

1. 分散片在 21℃ ±1℃水中一般 3 分钟内完全崩解,可明显提高药物的溶出度,缩短口服给药的达峰时间,并提高峰浓度。分散片崩解速度快,可放入水中分散成均匀的混悬液后口服给药,药物吸收比普通片快,可提高某些难溶性药物的生物利用度。

2. 分散片也有其局限性。原料药(尤其是难溶性药物)需要微粉化处理,增加了生产工序;由于要选择良好的崩解剂,成本较高;质量要求相对较高,质量标准控制难度较大等。由于分散片使用的崩解剂量较大,吸湿性较强,对包装材料的防潮效果要求更高,增加包装及贮藏成本。因此,分散片的价格要比同一药物的片剂和胶囊剂高一些。

三、分散片的使用原则

1. 适用人群　老年人、儿童和有吞咽功能障碍的病人口服片剂或胶囊剂有一定困难,分散片可为上述病人带来临床上的治疗优势。

2. 用药方法　分散片服用方便,服用方法比较灵活,可加水分散后口服,也可将分散片含于口中吮服或吞服。

3. 注意事项　分散片的贮存条件较一般片剂要求更高,一般要求密封并在干燥处保存。

四、常见分散片举例

恩替卡韦分散片

恩替卡韦为鸟嘌呤核苷类似物,对乙型肝炎病毒(hepatitis B virus,HBV)多聚酶具有抑制作用。它能够通过磷酸化成为具有活性的三磷酸盐,三磷酸盐在细胞内的半衰期为15小时,作用较持久,适用于病毒复制活跃、谷丙转氨酶持续升高或肝脏组织学显示有活动性病变的成人慢性乙型肝炎的治疗。

【制剂原理】

恩替卡韦水溶性差,普通口服剂型的生物利用度较低,片剂崩解缓慢,制成分散片后崩解、吸收迅速,起效快,能有效提高药物的生物利用度和血药浓度,提高治疗乙型肝炎的疗效,服用方便。

【合理用药】

1. 用法用量　成人和 16 岁及以上的青少年口服本品,每天 1 次,每次 0.5mg。在拉米夫定治疗时发生病毒血症或出现拉米夫定耐药突变的病人为每日 1 次,每次 1mg。

2. 给药说明　进食可延缓本品吸收并减少吸收量,应空腹服用,餐前或餐后至少 2 小时。

头孢克肟分散片

头孢克肟为口服广谱头孢菌素,特别对革兰氏阳性菌中的链球菌属、肺炎球菌,革兰氏阴性菌中的淋球菌、卡他莫拉菌、大肠埃希菌、克雷伯菌属、沙雷菌属、变形杆菌属及流感嗜血杆菌的抗菌作用较其他口服头孢菌素更强。对各种细菌产生的内酰胺酶极为稳定,对葡萄球菌属抗菌作用差,对铜绿假单胞菌、脆弱拟杆菌、梭菌属等无效。在临床使用上,头孢克肟适用于敏感菌所引起的呼吸道感染,如上呼吸道感染、肺炎、急性支气管炎、慢性支气管炎急性发作、慢性肺心病急性感染、支气管扩张合并感染、支气管哮喘合并感染;尿路感染,如下尿路感染,急、慢性肾盂肾炎,膀胱炎,淋球菌性尿道炎;耳鼻喉科感染,如中耳炎、副鼻窦炎;急性胆道感染和胆囊炎。

【制剂原理】

头孢克肟在水中的溶解性能差,制成普通片剂溶出迟缓,起效慢。因为头孢克肟结构上的β-内酰胺环,在吸潮、受热下易水解开环产生降解产物,而逐渐失效,导致有关物质检查不合格,氧化或者降解产物的产生也增加了临床用药的不良反应。普通制剂的技术不能解决制剂过程及放置过程中头孢克肟的稳定性差的问题。制成分散片后质量稳定可控、含量均匀、溶出速度较快且能溶出完全。

【合理用药】

1. 用法用量 成人及体重30kg以上儿童用量:加水分散后口服,1次0.1g,1日2次;成人重症感染者,可增加至1次0.2g,1日2次。

2. 给药说明 不要将牛奶、果汁等与药物混合后放置。

阿昔莫司分散片

阿昔莫司为烟酸衍生物,能抑制游离脂肪酸从脂肪组织中的释放,降低血中极低密度脂蛋白和低密度脂蛋白浓度,从而降低甘油三酯和总胆固醇水平。此外,阿昔莫司可对高密度脂蛋白胆固醇产生有益作用,在用药期间可见其水平升高。通常在用药的第一个月即可见到其对血脂的改善作用。临床用于治疗高甘油三酯血症(Ⅳ型高脂蛋白血症)、高甘油三酯和高胆固醇血症(Ⅱb型、Ⅲ型及Ⅴ型高脂蛋白血症)等。

【制剂原理】

阿昔莫司的普通制剂如胶囊剂,因崩解和药物溶出缓慢而影响药物的充分吸收,老年人、儿童和吞咽困难的病人服用时常有困难,同时在治疗过程中,尚存在恶心、呕吐、食欲不振等不良反应。制成分散片后,能够进一步改善主药溶解度,即遇水能迅速形成均匀黏性混悬液,可在胃肠道迅速崩解分散成细小颗粒,使药物分布面积增大,吸收点增多,避免普通片剂和胶囊剂在胃肠道局部药物浓度过高、刺激胃肠黏膜等缺点,可减少不良反应,提高病人依从性,具有服用方便、吸收快、生物利用度高等特点,且方便病人服用。

【合理用药】

1. 用法用量   每日剂量可根据血浆甘油三酯和胆固醇水平而定。饭后服用。Ⅳ型高脂蛋白血症,每日 2 次,每次 0.25g。Ⅱb 型、Ⅲ型及 Ⅴ 型高脂蛋白血症,每日 3 次,每次 0.25g。对于特殊重症病人可根据医嘱增加剂量。每日总量不超过 1.2g,可长期安全服用。

2. 给药说明   在使用阿昔莫司之前,最好采用低胆固醇和低脂肪饮食,有利于治疗。

ER1-4 分散片的使用方法

第五节   干混悬剂

一、干混悬剂的定义

干混悬剂系指难溶性固体药物与适宜辅料制成粉状物或粒状物,临用时加水振摇即可分散成混悬液,供口服的液体制剂。

二、干混悬剂的特点

1. 便于口服,特别适用于吞咽固体制剂困难的病人,如老年人和儿童。

2. 流动性好,可根据不同个体剂量要求进行分剂量。

3. 对胃肠道局部刺激小,生物利用度高,吸收快。

4. 适当增加芳香剂、矫味剂等,可增加口感,掩盖不良气味。

5. 一些附加剂会改变药物的吸收性。

6. 配制时须摇匀,否则会影响药物的吸收分布和生物利用度。

7. 以固体形式保存药物,携带方便,同时可提高制剂的化学稳定性。

8. 加水后配制成的混悬剂属于热力学和动力性不稳定系统,不宜长时间放置。

三、干混悬剂的使用原则

1. 适用人群　①吞咽固体制剂困难的病人;②对服用药品口感要求高的病人;③儿童和老年人;④要求精确分剂量使用药物的病人。

2. 用药方法　干混悬剂分散于液体介质中,有利于药物吸收,可提高生物利用度,具有液体制剂起效快的特点。使用干混悬剂时应遵循:①仔细阅读说明书用药方法;②按照处方规定的规格和剂量服用;③除特殊要求外,配制时将适量的干混悬剂加入至少 100ml 温水中;④充分振摇均匀后服用。

四、常见干混悬剂举例

阿奇霉素干混悬剂

阿奇霉素为大环内酯类抗菌药物,适用于化脓性链球菌引起的急性咽炎、急性扁桃体炎;流感嗜血杆菌、卡他莫拉菌或肺炎链球菌引起的细菌感染性急性支气管炎、慢性支气管炎急性细菌感染性加重;肺炎链球菌、流感嗜血杆菌以及肺炎支原体导致的社区获得性肺炎;沙眼;杜克雷嗜血杆菌所致的软下疳;衣原体所致的尿道炎和宫颈炎;敏感菌所致皮肤及软组织感染;与其他药物联合,用于人类免疫缺陷病毒(human immunodeficiency virus,HIV)感染者中尿分枝杆菌复合体感染的预防与治疗。

【制剂原理】

阿奇霉素属于大环内酯类药物,有较强的疏水性,为水难溶性药物,口服吸收性较差,生物利用度不高,因此通过物理方法将其制备成固体微粒,临用前将其均匀分散于液体中形成混悬液,从而从剂型方面改善难溶性药物吸收慢的特点,进一步提高药物的生物利用度。此外,通过添加一定量的附加剂,还可掩盖阿奇霉素原料本身较重的苦味,从而提高病人(特别是儿童)的用药依从性。

【合理用药】

1. 用法用量　每日口服1次。溶于水中,服用前搅拌均匀。以阿奇霉素干混悬剂治疗各种感染性疾病,其疗程及使用方法如下:

(1)成人:对沙眼衣原体、杜克嗜血杆菌或敏感淋球菌所致的性传播疾病,仅需单次口服本品1 000mg。对其他感染的治疗:总剂量1 500mg,每日口服1次,剂量为500mg,共3天;或总剂量相同,首日服用500mg,第2至第5日每日口服1次,剂量为250mg。

(2)儿童:阿奇霉素治疗儿童的任何感染时,建议其总剂量最高不超过1 500mg。一般情况下,儿童总剂量为30mg/kg。治疗儿童链球菌性咽炎可按不同方案服药,如下:总剂量30mg/kg,

连续给药 3 天,每日给药 1 次,剂量为 10mg/kg;或总剂量仍为 30mg/kg,连续 5 天给药,每日给药 1 次,第 1 天 10mg/kg,第 2 至第 5 天 5mg/kg。作为上述两种服药方案的替代方案,治疗儿童急性中耳炎时可按 30mg/kg 单剂量顿服。

体重小于 15kg 的儿童,服用阿奇霉素的剂量应尽量准确称量,阿奇霉素的服用方法如表 1-1 所示。

表 1-1　阿奇霉素干混悬剂的服用方法(总治疗剂量为 30mg/kg)

体重	3 日服用方法	5 日服用方法
15kg 以下	每日口服 1 次,10mg/kg,连续服用 3 天	
15~25kg	每日口服 1 次,200mg,连续服用 3 天	首日口服 1 次,200mg,第 2 至第 5 天每日口服 1 次,100mg
26~35kg	每日口服 1 次,300mg,连续服用 3 天	首日口服 1 次,300mg,第 2 至第 5 天每日口服 1 次,150mg
36~45kg	每日口服 1 次,400mg,连续服用 3 天	首日口服 1 次,400mg,第 2 至第 5 天每日口服 1 次,200mg
>45kg	服用方法及剂量同成人	服用方法及剂量同成人

注:本品每袋含阿奇霉素二水合物 104.81mg,相当于阿奇霉素 100mg。对于在接受 30mg/kg 单剂量阿奇霉素后呕吐的儿童,目前尚不清楚重新给药是否安全。

2. 给药说明　食物可影响阿奇霉素的吸收,故须在餐前 1 小时或餐后 2 小时服用本药。用药前须将适当药物分散于 100ml 温水中并振摇均匀。避免与含铝或镁的抗酸药物同时服用,因此类药物可降低本药的疗效。出现对阿奇霉素的过敏反应时应立即停用后就医。

3. 注意事项   由于药品本身存在异味,为提高病人尤其是儿童的依从性、顺应性,通常添加有如人造樱桃香精、人造奶油香草香精、人造香蕉香精等矫味剂以提高口感,但是对于儿童,由于辨识能力不足,很容易将其当成果汁饮料等,有一定动手能力的儿童获得药品后,存在自己配制服用的可能性,因此需在家长监护下配制使用,并将药品置于儿童不易接触的地方保存。

胶体果胶铋干混悬剂

胶体果胶铋是一种胶体铋制剂,具有胃肠黏膜保护、直接杀灭幽门螺杆菌和止血作用,可促进溃疡愈合、炎症好转,并可降低溃疡的复发率。适用于①慢性胃炎及胃酸分泌过多引起的胃痛、胃烧灼感和反酸。②胃溃疡、十二指肠溃疡、复合溃疡、多发溃疡及吻合口溃疡等;与抗菌药物联用以根除胃幽门螺杆菌;用于幽门螺杆菌感染的胃、十二指肠溃疡及慢性胃炎,胃黏膜相关淋巴样组织淋巴瘤,早期胃癌术后,胃食管反流病,功能性消化不良。

【制剂原理】

胶体果胶铋干混悬剂是一种新型的铋制剂,可以在体外途径使用水进行分散形成混悬液,进入人体胃部后在胃酸作用下可以快速形成高黏度的溶胶,并结合溃疡面上的黏蛋白形成螯合剂,螯合剂覆盖溃疡面后可以起到保护溃疡面免受胃蛋白酶和胃酸侵蚀的作用,也有一定的促进肠胃黏膜上皮细胞分泌,从而使溃疡面愈合的作用。

【合理用药】

1. 用法用量　口服。1 次 150mg（1 袋，以铋计 150mg），加入到 100ml 温水中，混悬均匀后服用。1 日 4 次，分别于 3 餐前 1 小时及临睡时服用，4 周为 1 个疗程。

2. 给药说明　宜在餐前 1 小时左右服用以达到最佳疗效。临用前将本药适量分散于 100ml 温水中，摇匀后口服。本药不应与抗酸药、牛奶和 H_2 受体拮抗剂同时服用，否则会影响药效。服药期间出现黑褐色无光泽大便但无其他不适，为正常现象，停药后 1~2 天后可转为正常。

3. 注意事项　胶体果胶铋是一种由果胶和铋反应生成的复合物，原料药中可能存在少量游离铋盐，室温下铋在湿空气中轻微氧化，加热到熔点时则生成三氧化二铋；同时，由于胶体本身的吸湿特性，稳定性实验显示加速 2 个月后样品因吸湿流动性变差，所以胶体果胶铋需要遮光、密封，在干燥处保存。

头孢克洛干混悬剂

头孢克洛主要适用于治疗敏感菌所致的轻、中度感染：①肺炎链球菌青霉素敏感菌株、流感嗜血杆菌、甲氧西林敏感葡萄球菌或化脓性链球菌所致的急性中耳炎。②肺炎链球菌、流感嗜血杆菌和化脓性链球菌所致的下呼吸道感染，包括肺炎。③化脓性链球菌所致的咽炎、扁桃体炎。④大肠埃希菌、奇异变形杆菌、肺炎克雷伯菌和腐生葡萄球菌所致的尿路感染。⑤甲氧西林敏感金黄色葡萄球菌及化脓性链球菌所致的单纯性皮肤、软组织感染。⑥流感嗜血杆菌（仅非产 β- 内酰胺酶菌株）、卡他莫拉菌（包括产 β- 内酰胺酶菌株）和肺炎链球菌所致的慢性支气管炎急性细菌感染加重和急性支气管炎继发上述细菌性感染。

【制剂原理】

头孢克洛为白色、类白色或微黄色粉末或结晶性粉末，微臭，味苦，在水中微溶，在甲醇、乙醇、三氯甲烷或二氯甲烷中几乎不溶。因此按混悬剂的要求将药物用适宜方法制成粉末状或颗粒状制剂，以微粒状态临用前分散于分散介质中形成的非均匀的液体制剂，从而从剂型优势改善难溶性药物吸收慢的特点，进一步提高药物的生物利用度。

【合理用药】

1. 用法用量　成人常用剂量是 0.25g/ 次，每 8 小时 1 次。支气管炎和肺炎的剂量是 1 次 0.25g，每日 3 次。鼻窦炎推荐剂量为 1 次 0.25g，每日 3 次，共 10 日。较重的感染（如肺炎）或敏感性稍差的细菌引起的感染剂量可加倍。每日总量不宜超过 4g。小儿 1 日 20~40mg/kg，分 3 次给予，但 1 日总量不超过 1g。治疗男性和女性急性淋球菌性尿道炎，可给予单剂 3g 的剂量，与丙磺舒 1g 联合使用。

2. 给药说明　本品宜空腹口服，因食物可延迟药物吸收。美国食品药品管理局（FDA）妊娠期用药安全性分级为口服给药 B 级，可通过胎盘，哺乳期妇女使用本品时宜停止授乳。

ER1-5　干混悬剂的使用方法

3. 注意事项　对本品或其他头孢菌素过敏者禁用；有青霉素过敏史者慎用。本药可使硫酸铜法尿糖试验呈假阳性，但葡萄糖酶试验法则不受影响。

第六节　颗　粒　剂

一、颗粒剂的定义

颗粒剂是指原料药与适宜的辅料制成具有一定粒度的干燥颗粒状制剂或细粒剂。颗粒剂可直接吞服,也可冲入水中饮服。

二、颗粒剂的特点

1. 在制药方面,颗粒剂的飞散性、附着性、聚集性、吸湿性都很小,这样能够很好地进行分剂量。

2. 在中成药方面,含有中药成分的颗粒剂既能够保持传统汤剂和糖浆剂的基础,又可免除煎煮过程,方便服用。

3. 颗粒剂在水中可溶解或混悬,使得药物在体内被更快吸收,能够快速起效。

4. 颗粒剂与液体制剂相比较性质更稳定,在服用、携带、贮存等方面都有优势。

5. 在颗粒剂中还可以适当加入一些添加剂、矫味剂,使口味更容易被病人接受,尤其是对小儿尤为适宜。

6. 由于颗粒剂药物对包装方法和材料要求高,所以生产成本高。

7. 颗粒剂容易受潮,因此保质期一般比较短。

8. 部分颗粒剂中含糖辅料较多,糖尿病病人不适宜。

9. 由于颗粒的大小不同,在以容量方法分剂量的时候难以准确,特别是用多种密度不同、不等数量的颗粒进行混合时,会出现混合性能差、分层的情况。

三、颗粒剂的使用原则

1. 适用人群   吞咽功能不全的病人,如婴幼儿、老年人,或不能服用其他剂型药物的病人可选择颗粒剂。急性病病人宜选择颗粒剂等吸收快、起效快的剂型。

2. 用药方法   颗粒剂服用方法因颗粒剂分类不同而不同。宜温开水冲服的有:可溶型、混悬型和泡腾型颗粒剂;应直接吞服的有:肠溶颗粒、缓释颗粒和控释颗粒;普通剂型和肠溶颗粒宜一天多次服用;控、缓释颗粒宜 1 天 1 次服用。

3. 注意事项   ①可溶型、泡腾型颗粒剂应用温开水冲服,切忌直接放入口中用水送服;混悬型颗粒剂冲服如有部分药物不溶解不要丢弃,应一并服用。②中药颗粒剂不宜用铁质或铝制容器冲服,以免影响疗效。③部分颗粒剂中辅料为蔗糖,糖尿病病人不宜服用。④颗粒剂溶解后不宜在空气中长时间暴露,以免遇水或氧气性质发生变化。

四、常见颗粒剂举例

阿莫西林克拉维酸钾颗粒

阿莫西林为广谱青霉素类抗生素,克拉维酸钾本身只有微弱的抗菌活性,但具有强大的广谱 β- 内酰胺酶抑制作用,两者合用,可保护阿莫西林免遭 β- 内酰胺酶水解。本品的抗菌谱与阿莫西林相同,且有所扩大。对产酶金黄色葡萄球菌、表皮葡萄球菌、凝固酶阴性葡萄球菌及肠球菌均具良好作用,对某些产

β- 内酰胺酶的肠杆菌属细菌、流感嗜血杆菌、卡他莫拉菌、脆弱拟杆菌等也有较好抗菌活性。本品对耐甲氧西林葡萄球菌及肠杆菌属等产染色体介导 I 型酶的肠杆菌科细菌和假单胞菌属无作用。适用于产酶流感嗜血杆菌和卡他莫拉菌所致的下呼吸道感染、中耳炎、鼻窦炎;产酶金黄色葡萄球菌和产酶肠杆菌属细菌如大肠埃希菌、克雷伯菌属所致的呼吸道、尿路和皮肤软组织感染等;亦可用于肠球菌所致的轻中度感染。本品也可用于敏感不产酶菌所致的上述各种感染。

【制剂原理】

有专利报道,阿莫西林克拉维酸钾片和分散片在生产过程中存在生物利用度和含量均匀度不佳、混合时间较长、加料要求严格、不易控制工艺稳定性和降低阿莫西林有效成分含量等缺点,故制作成颗粒剂具有生产简单、生物利用度高、吸收快、起效迅速等优点。

【合理用药】

1. 用法用量 规格:156.25mg × 6 包。温开水溶解后,口服。成人和大于 12 岁儿童,每次 2 包,1 日 3 次;8~12 岁儿童,每次 1.5 包,1 日 3 次;2~7 岁儿童,每次 1 包,1 日 3 次;3 个月 ~ 1 岁儿童,每次 0.5 包,1 日 3 次。严重感染时,剂量可加倍或遵医嘱。未经重新检查,连续治疗期不超过 14 日。

2. 给药说明 ①病人每次开始服用本品前,必须先进行青霉素皮试;②青霉素皮试阳性反应者、对本品及其他青霉素类药物过敏者及传染性单核细胞增多症者禁用。

3. 注意事项 本品中含有阿斯巴甜,可代谢为苯基丙氨酸,苯丙酮尿症病人应谨慎使用。

稳心颗粒

稳心颗粒具有益气养阴、活血化瘀之功效。有文献报道,本品对心律失常有较好的调整作用,可改善微循环,并增强心肌的收缩力。主治气阴两虚,心脉瘀阻所致的心悸不宁,气短乏力,胸闷胸痛;室性早搏、房性早搏见上述证候者。

【制剂原理】

稳心颗粒由党参、黄精、三七、琥珀、甘松组成。琥珀为矿物药,不宜入汤剂,制成颗粒剂可以较好地发挥作用。方中甘松为使药,以挥发油形式加入,辅料中加入 β- 环糊精可与甘松挥发油形成包合物防止挥发油挥发。此外,稳心颗粒中加入蔗糖、阿斯巴甜等甜味剂,在一定程度上改善了口感,使病人依从性更高;无蔗糖剂型可用于糖尿病病人。

【合理用药】

1. 用法用量　规格:每袋 9 克。1 次 1 袋,1 日 3 次,或遵医嘱。

2. 给药说明　用前请将药液充分搅匀,开水冲服,勿将杯底药粉丢弃。

3. 注意事项　①缓慢性心律失常者禁用;②因本品含有活血化瘀类中药,故不建议孕妇使用;③本品含有甜味剂阿斯巴甜,苯丙酮尿症病人禁用。

风寒感冒颗粒

风寒感冒颗粒,具有解表发汗、疏风散寒的功效。用于风寒感冒、发热、头痛、恶寒、无汗、咳嗽、鼻塞、流清涕。

【制剂原理】

风寒感冒颗粒由麻黄、葛根、紫苏叶、防风、桂枝、白芷、陈皮、苦杏仁、桔梗、甘草、干姜组成。辅料为：蔗糖、糊精。主要针对风寒感冒，起到发汗解表、疏风散寒的作用。该药制成颗粒剂较符合中药汤剂的特点，易吸收、起效快，且较汤剂更方便、易携带。

【合理用药】

1. 用法用量　规格：每袋重 8 克。温开水冲服。成人 1 次 1 袋，1 日 3 次；3 岁以下儿童，1 次 1/4 袋，1 日 3 次；3~5 岁儿童，1 次 1/3 袋，1 日 3 次；6~10 岁儿童，1 次 1/2 袋，1 日 3 次；10 岁以上儿童，可给予成人剂量。

2. 给药说明　不宜在服药期间同时服用滋补类中成药。

3. 注意事项　①风热感冒者不适用，其表现为发热重、微恶风、有汗、口渴、鼻流浊涕、咽喉红肿热痛、咳吐黄痰；②风寒感冒颗粒辅料含有蔗糖，糖尿病病人不宜服用。

ER1-6　颗粒剂
的使用方法

第七节　丸　剂

一、丸剂的定义

丸剂是指中药细粉或中药提取物加入适宜的黏合剂或辅料制成的球形或类球形内服固体制剂。常见的丸剂有蜜丸、水丸、糊丸和浓缩丸等。丸剂是中成药中古老剂型之一，早在战国时期医书《五十二病方》中已出现了丸剂的名称。

二、丸剂的特点

丸剂属于传统剂型,与汤剂、散剂相比,特点为吸收较慢、药效持久、节省药材、便于病人服用与携带。但不同丸剂类型有各自的特点。

(1)蜜丸:蜜丸是将药物细粉用炼制的蜂蜜为黏合剂而制成的丸剂。蜜丸性质柔润,作用缓和持久,并有补益和矫味作用,常用于治疗慢性疾病和虚弱性疾病,需要长期服用。

(2)水丸:也称水泛丸,是将药物细粉用水(冷开水或蒸馏水)或酒、醋、蜜水、药汁等为黏合剂制成的小丸。水丸易于崩解,溶散快,吸收起效快,易于吞服,适用于多种疾病。

(3)糊丸:糊丸是将药物细粉用米糊、面糊、曲糊等为黏合剂制成的小丸。糊丸黏合力强,质地坚硬,崩解与溶散迟缓,内服可延长药效、减轻剧毒药的不良反应和对胃肠道的刺激。

(4)浓缩丸:浓缩丸是将药物或方中部分药物煎汁浓缩成膏,并与其他药物细粉混合干燥粉碎后,再用水或蜂蜜或药汁制成丸剂。浓缩丸体积小,有效成分高,服用剂量小,可用于治疗多种疾病。

丸剂缺点:①某些传统品种剂量大,服用不便,尤其是儿童;②生产操作不当易致溶散、崩解迟缓;③原料多以原粉入药,微生物易超标;④传统丸剂含药量较小,因此起效较慢,急性病不宜选择。

三、丸剂的使用原则

1. 适用人群　①因丸剂药缓力专的特性,适用于慢性疾病治疗或病后调和气血的病人；②不能耐受中药汤剂的病人；③当处方中含有毒性中药或不宜煎煮的中药时，可选择制成丸剂，通过适宜的配伍实现制约减毒、增效的作用。

2. 用药方法 ①认真阅读药品说明书用药方法，剂量不能随意加减。②一般较小体积的丸剂可用温开水送服、嚼服或用水溶化后服用；较大的蜜丸可以清洗双手后分成较小体积吞服或嚼碎后用温开水送服；糊丸较硬，内服后可导致部分病人胃部不适，可先用水溶化后服用，但对消化道有强烈刺激的药物不能溶化后服用。③建议用 100ml 以上温开水送服，服药后站立90 秒以上，以免部分药物损伤食管。

3. 注意事项 ①蜜丸不宜在较高温度下储存；②补益类丸剂不宜在感冒期间服用。

四、常见丸剂举例

麝香保心丸

麝香保心丸具有芳香温通、益气强心的功效。研究表明，麝香保心丸治疗冠心病是通过改善心肌能量代谢、改善心肌缺血、抑制炎症和心肌肥大、抗氧化损伤等多靶点多途径发挥作用的。用于气滞血瘀所致的胸痹，症见心前区疼痛、固定不移；心肌缺血所致的心绞痛、心肌梗死见上述证候者。

【制剂原理】

麝香保心丸源自宋代著名方书《太平惠民和剂局方》中的苏合香丸，组成有人工麝香、人参提取物、人工牛黄、肉桂、苏合香、蟾酥、冰片。本品主要用于缓解冠心病心绞痛发作，制成丸剂便于病人携带，发作时可及时用药，且辅料中加入白酒，有利于药物的吸收和快速起效。

【合理用药】

1. 用法用量　规格:每丸重 22.5mg。温开水送服。1 次 1~2 丸,1 日 3 次;或症状发作时立即舌下含服。

2. 给药说明　①舌下含服者偶有麻舌感;②因本品含有麝香、蟾酥、冰片,故孕妇禁用;③因本品含有较多行气药物,易耗气伤阴,单纯性心力衰竭者慎用。

3. 注意事项　本品中含有较多芳香类药物,应密闭保存,且存放于阴凉处。

六味地黄丸

六味地黄丸出自宋代名医钱乙所著《小儿药证直诀》,具有滋阴补肾的功效。药理学研究表明,该药具有调节免疫、耐缺氧、抗疲劳、抗低温和降低血脂抗动脉硬化等药理作用。用于肾阴亏损,头晕耳鸣,腰膝酸软,骨蒸潮热,盗汗遗精。

【制剂原理】

六味地黄丸中含有熟地黄、酒萸肉、牡丹皮、山药、茯苓、泽泻,辅料为蜂蜜。采用传统工艺制成丸剂,既保留了每种中药的全部特性,具有丸剂药缓力专的特性,更适用于改善肾阴亏损此类慢性疾病。辅料添加蜂蜜可一定程度改善口感。

【合理用药】

1. 用法用量　温开水送服。水丸 1 次 5g,水蜜丸 1 次 6g,小蜜丸 1 次 9g,大蜜丸每丸 9g,1 次 1 丸,1 日 2 次。

2. 给药说明　本品为滋补类中成药,外感期病人应暂时停用。

ER1-7　丸剂的使用方法

3. 注意事项 本品含蜂蜜,糖尿病病人不宜服用,如有需要可选择无糖剂型。

第八节 缓 释 片

一、缓释片的定义

缓释片系指在规定释放介质中缓慢地非恒速释放药物的片剂。

二、缓释片的特点

1. 具有一般片剂的特点,如剂量准确、质量稳定、携带方便等。

2. 与普通片剂相比,具有服药次数少、作用时间长、毒副作用少、血药浓度波动少等特点,可提高病人的用药顺应性。

三、缓释片的使用原则

1. 适用人群 ①对于心血管疾病、心绞痛、高血压、哮喘等需要长期服药的慢性疾病病人,尤其适用;②适用于需要使用治疗指数较窄、容易出现毒副作用药物的人群;③可减少用药次数及总剂量,用药依从性差的病人可使用。

2. 用药方法 除说明书标注可掰开服用外,缓释片一般应整片吞服,才能使药物得以均衡的剂量释放,发挥最佳药效。如果咀嚼或掰碎服用,会破坏释放介质从而影响其缓释特性,导致药物短时间内快速大量释放,引起不良后果。因此,市面上大多数缓释制剂不能掰开服用,常见不可以掰开服用的缓释制剂包括硝苯地平缓释片、非洛地平缓释片、格列吡嗪缓释片、甲磺酸多沙唑嗪缓释片、氯化钾缓释片、硫酸吗啡缓释片、吲达帕胺缓释片、格列齐特缓释片、双氯芬酸钠缓释片、克拉霉素缓释片、丙戊酸钠缓释片(典泰)、吡贝地尔缓释片、盐酸二甲双胍缓释片等。但是并不是所有的缓释片都不能掰开服用,而要看该缓释片是通过什么结构来制成,如果是通过药片外面的缓释层来实现的(如单层膜溶蚀系统,渗透泵系统)就不能掰开服用,因为药物外面有一层缓释层,掰开则缓释效果失效,若是通过多单元控释小丸系统,利用独特微囊技术达到缓释目的的,就可以掰开服用,因为此时掰开后其缓释结构仍能保持最小单元的完整性,没有被破坏。常见可以掰开服用的缓释制剂包括琥珀酸美托洛尔缓释片、单硝酸异山梨酯缓释片、丙戊酸钠缓释片(德巴金)、盐酸曲马多缓释片、咪唑斯汀缓释片、盐酸奥昔布宁缓释片、盐酸维拉帕米缓释片等。

3. 注意事项　同一种药物制剂,由于生产厂家不同,其制剂工艺不同会导致服用方法有差别,需要严格按照药品说明书指导使用。一般如果是不可以掰开服用的药片,药品说明书上通常会注明"该药片不能咀嚼或掰断后服用"等字样;若可以掰开服用的,说明书上通常会指导病人如何操作。说明书无特别说明时,缓释片、缓释胶囊禁止掰开服用。

四、常见缓释片举例

琥珀酸美托洛尔缓释片

美托洛尔为选择性 β_1 受体拮抗剂,是心血管疾病治疗的一线用药。适用于治疗高血压、心绞痛、心律失常、心肌梗死和心力衰竭、肥厚型心肌病、主动脉夹层；治疗甲状腺功能亢进和预防偏头痛。

【制剂原理】

美托洛尔口服后吸收迅速完全，但有相当的首过效应，其生物利用度为50%。且其消除半衰期短，约3~4小时，血浆药物浓度波动较大，每天需服药2次或3次，有胸闷、恶心、胃痛等不良反应。将美托洛尔制备成微囊化的缓释剂型后，可以有效克服这些缺点，药片接触液体后快速崩解，颗粒分散于胃肠道巨大的表面上，药物的释放不受周围液体pH的影响，以几乎恒定的速度释放约20小时，血药浓度平稳，作用超过24小时，可减轻血药浓度的"峰谷"现象和不良反应，大大提高治疗效果，增强病人依从性。

【合理用药】

1. 用法用量 剂量应个体化，以避免发生心动过缓。用药指导如下：①高血压47.5~95mg，1日1次。服用95mg无效的病人可合用其他抗高血压药，最好是利尿剂和二氢吡啶类的钙通道阻滞剂，或者增加剂量。琥珀酸美托洛尔可明显降低直立位、平卧位及运动时的血压，作用持续24小时以上。降低血压可减少致死或非致死心血管事件，主要为脑卒中或心肌梗死。②心绞痛95~190mg，1日1次。需要时可合用硝酸酯类药物或增加剂量。长期使用可以降低心绞痛发作次数，提高心肌耐受性。心肌梗死后的病人，美托洛尔可减少再次心肌梗死的危险，减少心源性死亡特别是心肌梗死后猝死的危险。

2. 给药说明 口服，1日1次，最好在早晨服用，可掰开服用，但不能咀嚼或压碎，以免破坏缓释骨架材料。服用时应该用至少半杯液体送服。食物不影响本药的生物利用度,因此饭前、饭后口服均可。

3. 注意事项　使用期间应避免突然停药,突然停用可能会使得慢性心力衰竭病情恶化,增加心肌梗死和猝死的危险,因此,本药应尽可能逐步停药,整个停药过程至少2周时间,每次剂量减半,直至最后减至半片23.75mg,停药前后的剂量至少给4天。手术前应告知医生正在接受琥珀酸美托洛尔缓释片治疗。使用本药期间可能会发生眩晕和疲劳,因此需要在集中注意力时,如驾驶和操作机械时应慎用。

盐酸二甲双胍缓释片

二甲双胍为一线口服降血糖药,适用于治疗2型糖尿病,包括10岁以上儿童和青少年病人、肥胖和伴高胰岛素血症的病人,本药不但有降血糖作用,还有减轻体重和治疗高胰岛素血症的效果;亦可用于10岁以上不伴酮症或酮症酸中毒的1型糖尿病病人,与胰岛素注射联合治疗,可减少胰岛素用量。

【制剂原理】

二甲双胍主要在小肠吸收,吸收半衰期为0.9~2.6小时,生物利用度为50%~60%,口服二甲双胍0.5g后2小时,血药浓度达到峰值。由于盐酸二甲双胍的半衰期很短,服用普通制剂时药物在体内维持时间短,常用剂量为每日3次,每次0.5g,存在服药次数多、血药浓度波动大等缺点。再加上盐酸二甲双胍对胃肠道黏膜有明显的刺激作用,尤其是空腹服用,容易引起恶心、呕吐、腹泻等副作用,从而限制了普通制剂在临床中的应用。通过缓释骨架材料将盐酸二甲双胍制备成缓释剂型后,可以有效克服这些缺点,可延长药物作用时间,减少给药次数,血药"峰、谷"波动小,临床有效率高,不良反应少。此外,与普通片剂相比,食物对缓释片的血药峰浓度和达峰时间无影响。

【合理用药】

1. 用法用量　为了减少胃肠道并发症的发生,也为了使用最小剂量的药物使病人的血糖足以控制,应从小剂量开始服用,逐渐增加剂量。

单药治疗以及与其他口服降血糖药联合治疗:通常盐酸二甲双胍缓释片的起始剂量为500mg,1次/d,随晚餐服用,每周剂量增加500mg,最大剂量至2 000mg,1次/d,随晚餐服用。如果用至2 000mg,1次/d,血糖仍没有控制满意,可以考虑改用1 000mg,2次/d,随餐服用。如果还需要更大量的二甲双胍,应当使用盐酸二甲双胍片2 550mg/d的最大剂量,分次服用。

2. 给药说明　必须整片吞服,不得碾碎或咀嚼后服用,饭前饭后均可。使用本药的病人应避免突然和长期的过量饮酒。

3. 注意事项　接受放射性治疗包括胃肠外给予碘造影剂的病人应暂停应用盐酸二甲双胍,因可导致肾功能的急性改变。此类病人检查前至检查后48小时应当暂时停用本药。需接受外科手术的病人应当暂时停用本药(除了不限制饮食的小手术),直到饮食恢复,肾功能恢复后再开始服用。

硫酸吗啡缓释片

吗啡为阿片类镇痛药物的代表药,根据世界卫生组织提出的癌痛治疗三阶梯方案,吗啡是治疗重度癌痛的代表性药物。

硫酸吗啡缓释片为强效镇痛药,主要适用于重度癌痛病人镇痛。

【制剂原理】

吗啡口服后由胃肠道黏膜吸收,达峰时间为 60 分钟,普通剂型在体内维持时间短,存在服药次数多、血药浓度波动大等缺点。通过缓释骨架材料制备成的吗啡缓释剂型与普通片剂相比,血药浓度达峰时间较长,一般为服用后 2~3 小时,峰浓度也稍低,消除半衰期为 3.5~5 小时,且达稳态时血药浓度波动较小。与速释口服溶液等效剂量的利用度相同(20%~40%)。

【合理用药】

1. 用法用量　成人每隔 12 小时按时服用 1 次,用量应根据疼痛的严重程度、年龄及服用镇痛药史决定用药剂量,个体间可存在较大差异。

最初应用本品者,宜从每 12 小时服用 10mg(10mg 规格 1 片,含药量 95.0%~105.0%)或 20mg(10mg 规格 2 片)开始,根据镇痛效果调整剂量,随时增加剂量,达到缓解疼痛的目的。

对正在服用弱阿片类药物或已服过阿片类药物的病人,可从每 12 小时服用 30mg 开始,必要时可增加到每 12 小时 60mg,若还需要更高剂量时,则可根据具体情况增加 25%~50%。对病人而言,正确的给药剂量是 12 小时充分地控制疼痛,无不良反应或对不良反应耐受。

本品代替胃肠外吗啡治疗的病人应当给予充分的额外剂量,以补偿止痛作用的降低,通常情况下需要增加剂量 100%。在这些病人中,需要进行个体剂量调整。

2. 给药说明　必须整片吞服,不要掰开、咀嚼或碾碎,否则会导致潜在性致死剂量的吗啡快速释放和吸收。连用 3~5 天可能产生耐药性,长期应用可成瘾。

3. 注意事项　①本品由于其亲脂性,可通过胎盘屏障到达胎儿体内,少量经乳汁排出,故禁用于婴儿、孕妇、哺乳期妇女。②本品能对抗催产素对子宫的兴奋作用而延长产程,禁用于临盆产妇。进行慢性治疗的孕妇的新生儿中可观察到戒断症状。③长期使用病人会产生对药物的耐受性并需要逐渐提高服用剂量以控制疼痛。长期使用该产品可导致生理依赖性,而且当治疗突然停止时就会发生戒断综合征。当病人不再需要吗啡治疗时,最好逐渐减小用药剂量以防止戒断综合征的发生。④在使用期间怀疑或已发生麻痹性肠梗阻时,应当马上终止使用本品。⑤缓释片含辅料日落黄,其可引起过敏反应。

ER1-8　缓释片
的使用方法

第九节　控 释 片

一、控释片的定义

控释片系指在规定的释放介质中缓慢地恒速释放药物的片剂。

二、控释片的特点

1. 具有一般片剂的特点,如剂量准确、质量稳定,携带方便等。

2. 与相应的普通片相比,具有服药次数少、作用时间长、毒副作用少、血药浓度波动少等特点,可提高病人的用药顺应性。

3. 与相应的缓释片相比,控释介质可使药物恒速释放,血药浓度更加平稳,如硝苯地平控释片。

三、控释片的使用原则

1. 适用人群　①对于心血管疾病、心绞痛、高血压、哮喘等需要长期服药的慢性疾病病人,尤其适用;②对于需要使用治疗指数较窄、容易出现毒副作用药物的人群适用;③可减少用药次数及总剂量,对于用药依从性差的病人可使用。

2. 用药方法　除说明书标注可掰开服用外,控释片一般应整片吞服,才能使药物得以均衡的剂量释放,发挥最佳药效。如果咀嚼或者掰碎服用,会破坏释放介质从而影响其恒速释药特性,导致药物短时间内快速大量释放,引起不良后果。因此,市面上大多数控释制剂不能掰开服用,常见不可以掰开服用的控释制剂包括硝苯地平控释片、格列吡嗪控释片、卡左双多巴控释片(25mg/100mg)、甲磺酸多沙唑嗪控释片等。但是并不是所有的控释片都不能掰开服用,而要看是通过什么结构来制成,如果是通过多单元控释小丸系统,利用独特微囊技术达到控释功效的,就可以掰开服用,因为此时掰开后其控释结构仍能保持最小单元的完整性,没有被破坏,如复方卡比多巴控释片等。

3. 注意事项　同一种药物制剂,由于生产厂家不同,其制剂工艺不同会导致服用方法有差别,需要严格按照药品说明书指导使用。一般如果是不可以掰开服用的药片,药品说明书上通常会注明"该药片不能咀嚼或掰断后服用"等字样;若可以掰开服用的,说明书上通常会指导病人如何操作。说明书无特殊说明下,控释片禁止掰开服用。

四、常见控释片举例

硝苯地平控释片

硝苯地平为二氢吡啶类钙通道阻滞剂,临床上主要用于治疗高血压和心绞痛,适用于高血压、心绞痛(尤其适用于血管痉挛性心绞痛,适用于稳定型心绞痛不能耐受 β 受体拮抗剂或 β 受体拮抗剂作为初始治疗药物疗效欠佳时,但不适用于缓解心绞痛的急性发作)和雷诺病。

【制剂原理】

硝苯地平半衰期短(2~3 小时),使用普通剂型须频繁给药,易引起血压波动,反射性致心率加快,不利于心肌缺血和心力衰竭的控制,且短而强的扩血管作用可能增加冠心病的发病率。而制备成控释制剂后,可使血药浓度增加,约 6 小时达到平台,波动小,可维持 24 小时,能明显降低药物的不良反应,维持较长时间的体内药物有效浓度,克服频繁给药的弊端,减少用药的总剂量,从而大大提高病人服药的顺应性。

【合理用药】

1. 用法用量　治疗时应尽可能按个体情况用药。依据病人的临床情况,给予不同的基础用药剂量。除非特殊医嘱,成人推荐下列剂量。高血压: ① 30mg 片剂,1 次 30mg(1 次 1 片),1 日 1 次; ② 60mg 片剂,1 次 60mg(1 次 1 片),1 日 1 次。冠心病: ① 30mg 片剂,1 次 30mg(1 次 1 片),1 日 1 次; ② 60mg 片剂,1 次 60mg(1 次 1 片),1 日 1 次。

2. 给药说明　早晨服用最宜,须整片药片用适量水吞服,不能咀嚼或嚼碎,以免破坏控释骨架材料,影响药效及产生不良后果。服药期间不受就餐时间的限制,饭前、饭后均可,应避免饮用葡萄柚汁。

3. 注意事项　①本品有不可变形的物质,胃肠道严重狭窄的病人使用本品时应慎重,可能发生梗阻。②硝苯地平具有很强的光敏性,易光解,分子内产生歧化反应生成硝基或亚硝基苯吡啶衍生物,须避光保存,药片应防潮,从铝塑板取出后应马上服用。③本药为双室渗透泵控释片,一室载有药物,另一室装载动力材料,简单来说,是将普通硝苯地平做成药芯,然后在外面包上一层半透膜,再采用激光技术在上面打孔,药片进入人体后,推动层吸水膨胀,推动药物从小孔中慢慢释放出来,在渗透压的作用下,药物匀速释放,从而达到血药浓度平稳、维持时间长的效果。但是该渗透泵外壳主要基质材料为聚合物环氧乙烷(polymer ethylene oxide,PEO),不能被人体吸收,所以会以原型排出体外,因此在粪便中发现完整空药片时,为正常现象。

卡左双多巴控释片

卡左双多巴为脱羧酶抑制剂卡比多巴和多巴胺代谢前体左旋多巴的复方制剂,用于治疗帕金森病和帕金森综合征。

【制剂原理】

左旋多巴半衰期短,为1~3小时,作用时间短,血浆多巴胺浓度低,进入体内后可迅速在外周脱羧成多巴胺,使得透过血-脑屏障而发挥药效的药物剂量减少,普通剂型使用时需大剂量、多次给药,会增加不良反应。卡比多巴为外周多巴脱羧酶抑制剂,可抑制左旋多巴在外周的脱羧作用,使血液中更多的左旋多巴进入脑内脱羧成多巴胺,因而可使左旋多巴用量减少75%。将左旋多巴与卡比多巴以聚合物为基质制成复方控释制剂,可使左旋多巴的血药浓度波动变小,血浆峰值浓度比普通片剂低60%,更有助于改善此类药物的引起的"开"和"关"现象,且给药次数减少,提高了病人的依从性。

【合理用药】

1. 用法用量　初始剂量:从未接受过左旋多巴治疗的病人初始剂量为每次 1 片控释片(25mg/100mg),每日 2 次。需要较大量左旋多巴的病人,每日 2 次,每次 1~4 片控释片(25mg/100mg)的剂量耐受良好。控释片(50mg/200mg)在适当时亦可在起始治疗时使用,起始剂量为每次 1 片控释片(50mg/200mg),每日 2~3次。左旋多巴的起始剂量不可高于 600mg/d 或服药间隔短于 6小时。正在用普通左旋多巴 / 脱羧酶抑制剂复合制剂治疗的病人,控释片(50mg/200mg)的剂量应调节到每日能供给比原先剂量多约 10% 以上的左旋多巴,但以后须根据临床疗效加大剂量至每日能供给比原先剂量多 30% 以上的左旋多巴。

2. 给药说明　必须整片吞服,不得碾碎或咀嚼后服用,以维持药片控释释放特性。

3. 注意事项　正在接受左旋多巴单一治疗的病人,必须在停用左旋多巴至少 8 小时后,才可开始服用本品治疗。

格列吡嗪控释片

格列吡嗪为磺脲类降血糖药,适用于在充分进行饮食控制的基础上,治疗 2 型糖尿病病人的高血糖及其相关症状。

【制剂原理】

格列吡嗪口服后胃肠吸收较快,1~2.5 小时血药浓度达峰值,消除半衰期短,为 3~7 小时,主要经肝代谢失活,第 1 天97% 排出体外,第 2 天 100% 排出体外,其中 65%~80% 经尿液排出,10%~15% 由粪便排出。普通剂型使用时需较大剂量、多次给药,增加不良反应。格列吡嗪控释片由围绕渗透活性药物核心的半透膜组成。核心本身分为两层:包含药物的"活性"层和包含药理惰性(但具有渗透活性)成分的"助推"层。当来自胃肠道的水进入片剂时,渗透层中的压力会增加,并对药物层"助推",进而通过活性层中经过药物通道以零级速率释放。本品制备成控释制剂后,口服 2~3 小时血药浓度开始升高,6~12 小时内达到峰值,连续每日 1 次给药,在 24 小时的剂量间隔内可维持有效血药浓度,且峰谷波动明显低于每日 2~3 次的普通剂型,能明显降低药物的不良反应,维持较长时间的有效浓度,克服多次给药、给药总剂量大的不利因素,显著提高病人的依从性。

【合理用药】

1. 用法用量　在糖尿病治疗中,格列吡嗪控释片和其他降血糖药均无固定的剂量。应通过监测糖化血红蛋白(hemoglobin A one-c,HbA1c)和 / 或血糖水平以了解血糖控制状况和确定最小有效剂量。推荐剂量:常用的起始剂量为每天 5mg,与早餐同时服用。对降血糖药比较敏感的病人可由更低的剂量起始。

2. 给药说明　本品应和早餐同时服用;应整片吞服,不可嚼碎或掰开服用。

ER1-9　控释片
的使用方法

3. 注意事项　消化道狭窄、腹泻者不宜服用控释片。粪便中出现药片样物,为正常现象,是包裹片剂的不溶性控释体系外壳(基质主要材料为聚合物环氧乙烷)。6- 磷酸葡萄糖脱氢酶(glucose 6-phosphate dehydrogenase,G6PD)缺乏症病人使用本品可能发生溶血性贫血,须慎用。

第十节 煎膏剂

一、煎膏剂的定义

煎膏剂系指药材用水煎煮、去渣浓缩后,加炼蜜或糖(或转化糖)制成的半流体制剂。煎膏剂处方中常加入胶类中药,以滋补作用为主,同时兼有缓和的治疗作用,药性滋润,故又称"膏滋"。煎膏剂多用于某些慢性疾病的治疗,因制作过程需要长时间加热,主要活性成分具有热敏性或挥发性的药材不宜制成煎膏剂。

二、煎膏剂的特点

1. 由于药材煎膏时间较长,有效物质浸出量较多,药物浓度高,利用率一般比汤剂高。

2. 煎膏剂含有高浓度糖,具有一定抑菌作用,故较易贮存,可供病人较长时间服用。

3. 煎膏剂因加入蜂蜜或糖,口感较汤剂好。

4. 煎膏剂因高度浓缩有效物质,故体积小、服用携带方便、吸收快。

5. 煎膏剂含有较多糖,糖尿病病人不宜服用。

6. 热敏药物、挥发性药物不宜制成膏滋。

三、煎膏剂的使用原则

1. 适用人群 ①煎膏剂以滋补为主,且易于贮存,适宜慢性疾病治疗或病后调和气血的病人；②煎膏剂加入了蜂蜜、糖等，口感较汤剂好，适宜对口感要求较高的病人或儿童服用。

2. 用药方法   煎膏剂可直接口服，也可用温开水冲服。每次 10~20g，每天 2~3 次。

3. 注意事项   ①煎膏剂含有较多糖，糖尿病病人不宜服用；②滋补类煎膏剂不宜在感冒期间服用；③煎膏剂包装出现鼓胀现象时不能服用。

四、常见煎膏剂举例

蜜炼川贝枇杷膏

蜜炼川贝枇杷膏具有润肺化痰、止咳平喘、护喉利咽、生津补气、调心降火的功效。药理研究表明，蜜炼川贝枇杷膏对甲型 H1N1 流感病毒性肺炎小鼠有预防保护作用，其机制可能与抑制病毒复制和激发黏膜免疫有关。适用于伤风咳嗽、痰稠、痰多气喘、咽喉干痒及声音嘶哑。

【制剂原理】

蜜炼川贝枇杷膏组成有川贝母、枇杷叶、南沙参、茯苓、化橘红、桔梗、法半夏、五味子、瓜蒌子、款冬花、远志、苦杏仁、生姜、甘草、杏仁水、薄荷脑，辅料为蜂蜜、麦芽糖、糖浆，炼制成膏剂，不仅增加了成方的润肺作用，还改善了药物口感。

【合理用药】

1. 用法用量   温开水冲服，成人每日 3 次，每次 1 汤匙（15ml），小儿减半。

2. 给药说明   ①治疗肺部疾病，宜餐后服用，有助于药性留连于上部；②糖尿病病人忌用。

3. 注意事项 密封,置阴凉处(不超过 20℃)。

山东阿胶膏

山东阿胶膏具有补益气血、润燥的功效,用于气血两虚所致的虚劳咳嗽、吐血、妇女崩漏、胎动不安。

【制剂原理】

山东阿胶膏组成为阿胶、党参、白术、黄芪、枸杞子、白芍、甘草,其中阿胶为马科驴属动物驴的皮,经漂泡去毛后熬制而成的胶块。含阿胶处方更宜制作成膏剂,加入阿胶可以使膏剂成膏性状更好,且更易保存。辅料加入了红糖,一方面可以增加处方补气血的作用,同时还可起到调节口感的作用,使病人更易接受。

【合理用药】

1. 用法用量 开水冲服,1 次 20~25g,1 日 3 次。

2. 给药说明 ①因临床遇到服用阿胶类药物停经的病人,月经偏少者慎用;②本品为滋补类中成药,外感期病人应暂时停用。

3. 注意事项 辅料中含有红糖,糖尿病病人不宜服用。

益母草膏

益母草膏为益母草经加工制成的煎膏,具有活血调经的功效。益母草有效成分主要为生物碱,能兴奋子宫平滑肌,增加子宫收缩频率,提高其张力,促进蜕膜,使绒毛尽快剥脱排出,缩短出血时间,减少出血量。用于血瘀所致的月经不调、产后恶露不绝,症见月经量少、淋漓不净、产后出血时间长;产后子宫复旧不全见上述证候者。

【制剂原理】

益母草膏主要用于妇科疾病及产后调理,组成为益母草,辅料为红糖。红糖的加入改善了本品的口感,增加了病人的依从性。有专利报道,益母草中含有挥发油成分,采用隔膜压滤循环提取分离法可提高有效成分的回收率,减少热敏性成分损失。

【合理用药】

ER1-10　煎膏剂的使用方法

1. 用法用量　温开水冲服或直接口服,1 次 10g,1 日 1~2 次。

2. 给药说明　①服用期间如出现月经异常增多且不止,及时停药就医;②孕妇禁用。

3. 注意事项　本品辅料为红糖,糖尿病病人不宜服用。

　　口腔内给药剂型是指药物经口腔黏膜吸收后发挥局部或全身治疗作用的药物剂型。其中,全身给药主要指舌下黏膜给药、颊黏膜给药,舌下黏膜给药是指将药物放置在舌下,使其迅速溶解和吸收,通过舌下血管进入体循环;颊黏膜给药是指将药物放置在颊黏膜旁,药物溶解后经颊黏膜吸收进入体循环。局部给药为直接口腔给予药物,药物与受药部位直接接触,如局部麻醉药物等。根据药物剂型分类,则可分为片剂、贴剂、漱口剂、喷雾剂。

　　与传统口服给药相比,口腔内给药方便且可随时停止,本剂型现广泛用于心血管病药物、止痛剂、镇静剂、止吐剂、激素等各类药物。

第一节　舌　下　片

一、舌下片的定义

　　舌下片是指置于舌下能迅速溶化,药物经舌下黏膜吸收发挥全身作用的片剂。

二、舌下片的特点

1. 舌下黏膜血管丰富,分泌、积存的唾液多,药物在这里溶解吸收,疗效发挥迅速(比口服快 10~20 倍),尤其适用于急症救治。

2. 舌下给药可避开肝脏的首过效应以及胃肠道的破坏和降解,有利于保持药效,提高药物的生物利用度,同时还可以减轻药物对胃肠道和肝脏的毒副作用。特别适用于口服途径生物利用度低的药物。

3. 药物经舌下黏膜吸收后,可通过毛细血管直接进入体循环,具备全身给药的条件。尤其是亲脂性药物易透过被吸收。

4. 舌下给药途径简单易行,依从性好。使用相应的定量给药装置,可使剂量更为精确,特别适合于吞咽困难的病人及老年人、儿童等使用。

5. 舌下黏膜不易损伤,修复功能又强,不易造成黏膜损害,安全性更好。

6. 舌下黏膜的可渗透吸收面积较小,故舌下片体积不能过大。

7. 药物在舌下滞留时间受限,只有具有较高药理活性的药物可制成舌下片。

三、舌下片的使用原则

1. 适用范围　因起效迅速且操作简便,舌下片更适合一些突发性急症的居家急救,如心绞痛等心血管疾病,剧烈疼痛等。

2. 用药方法

(1)含服时把药片放于舌下,切不可像吃糖果似的仅仅把药物含在嘴里,因为舌表面的舌苔和角质层很难吸收药物。使用舌下含服药物时如口腔干燥,可口含少许水,这样有利于药物溶解吸收。

(2)用药时不要咀嚼或吞咽药物,不要吸烟、进食,保持安静,不宜多说话,不能用舌头在嘴中移动舌下片以加速其溶解。

(3)含后30分钟内不宜吃东西或饮水。

四、常见舌下片举例

硝酸甘油舌下片

硝酸甘油舌下片为硝酸酯类药物,主要药理作用是松弛血管平滑肌,其通过产生一氧化氮(NO)自由基,激活鸟苷酸环化酶,增加平滑肌和其他组织中环磷酸鸟苷(cyclic guanosine monophosphate,cGMP),使调节平滑肌收缩状态的肌球蛋白轻链去磷酸化,从而导致血管扩张,达到缓解心绞痛、降血压等作用。因此,硝酸甘油主要用于预防和迅速缓解因冠状动脉疾病引起的心绞痛发作,也可用于降低血压或治疗充血性心力衰竭。

【制剂原理】

硝酸甘油口服时存在肝脏首过效应,口服生物利用度仅为8%,故采用舌下片制剂。硝酸甘油舌下片在含服后可立即吸收,约2~3分钟起效,5分钟达到最大效应,作用持续10~30分钟,生物利用度高达80%。

【合理用药】

1. 用法用量 在心绞痛急性发作时,应舌下或在口腔颊黏膜处含化,1次0.6mg(1次1片)。可每5分钟重复1次直至症状缓解。如果15分钟内给药3片胸痛仍不缓解或疼痛加剧,应立即采取其他医疗措施。如果应用本品作为预防性治疗,应在进行有可能导致心绞痛发作的活动之前 5~10 分钟用药。

2. 给药说明　建议静息状态用药,最好取坐位,以免因头晕而摔倒;不可以咀嚼、压碎或吞服。

3. 注意事项　①含化药物时可能有烧灼或刺痛感,但不能用是否产生烧灼或刺痛感来判断药物作用的强弱;②硝酸甘油治疗有时会伴有头痛,对于有头痛反应的病人,头痛可能是药物产生效力的标志;③应用硝酸甘油者在站立位时可能会出现头晕,尤其是在刚由坐位或卧位站起来时,饮过酒者出现头晕的频率更高;④硝酸甘油应保存在原包装瓶中,并且每次用药后必须盖紧瓶盖,以避免药效损失。

盐酸丁丙诺啡舌下片

丁丙诺啡为 μ 受体部分激动剂,其起效慢,持续时间长,镇痛作用强于哌替啶、吗啡,对呼吸有抑制作用,也能减慢心率、使血压轻度下降,药物依赖性近似吗啡。盐酸丁丙诺啡舌下片适用于各种术后疼痛、癌性疼痛、烧伤、肢体痛、心绞痛等,也可作为戒瘾的维持治疗。

【制剂原理】

丁丙诺啡口服有显著的首过效应,可导致药效下降。因此,为了保证药物快速吸收、可被有效利用,故制成经黏膜吸收的舌下片,其血浆蛋白结合率为 96%,消除半衰期为 1.2~7.2 小时,作用持续时间 6~8 小时。

【合理用药】

1. 用法用量　每次 0.2~0.8mg(1 次半片 ~2 片),每隔 6~8小时 1 次。

2. 给药说明　舌下含服。

3. 注意事项　①本品为国家特殊管理的第一类精神药品，有一定依赖性，必须严格遵守国家对精神药品的管理条例，严格在医生指导下使用。②在使用本药品期间尽量不合并使用镇静催眠药。③颅脑损伤、颅内压增高、呼吸抑制、哮喘、肝肾功能不全者及运动员慎用。④使用本品前应常规进行肝功能检查，如用药过程中出现肝细胞坏死或黄疸表现，应停药。

盐酸阿扑吗啡舌下片

阿扑吗啡是多巴胺 D_2 受体激动剂，主要作用于中枢神经系统的下丘脑，通过影响多巴胺能信号，促进阴茎海绵体一氧化氮的释放，使得阴茎海绵体平滑肌松弛，阴茎充血勃起。因此，盐酸阿扑吗啡舌下片适用于治疗男性勃起功能障碍。

【制剂原理】

阿扑吗啡有明显的首过效应，内服生物利用度仅为 1%~2%。而采用舌下给药，不仅可实现药物快速吸收，且生物利用度更高，为 16%~18%。盐酸阿扑吗啡舌下片在给药 10 分钟后即可在血浆中测出，40~60 分钟可达血药峰浓度，消除半衰期为 2~3 小时。

【合理用药】

1. 用法用量　起始剂量为 1 次 2mg（1 次 1 片），未达到治疗作用时，剂量可依次增加至 1 次 3mg 或 4mg。

2. 给药说明　在性交前 20 分钟将药片置于舌下，约 10 分钟后溶解吸收。如果舌下含 20 分钟后仍未完全溶解，可咽下。用药前宜少量饮水，以便湿润口腔，使药物易于自行溶解。

3. 注意事项

(1)本品与硝酸酯类药物可能有相互作用，慎与治疗高血压

ER2-1　舌下片
的使用方法

药物同时使用,不可与其他中枢性多巴胺受体激动剂或拮抗剂同时使用。

(2)用药后饮酒可增加低血压的发生率和程度,同时降低本品的使用效果。

第二节　含　片

一、含片的定义

含片是指含于口腔中缓慢溶化产生局部或全身作用的片剂,原料一般是易溶性的药物,主要起局部作用。如西地碘含片、桂林西瓜霜含片、虎梅含片等。

二、含片的特点

1. 直接作用在咽部,具有抑菌、杀菌、消肿、稀化黏稠分泌物、收敛、刺激黏膜分泌等作用。

2. 由于是缓慢含化,能使药物较长时间停留在咽部,持续发挥药效。

3. 对于缓解咽干、咽痛等不适见效快。

4. 具有优良的口感及方便的服用方法。

三、含片的使用原则

1. 适用人群　适用于有口腔、咽喉疾病可局部给药的病人。

2. 用药方法

(1)含片不能口服或咀嚼,应舌上含服,待其自然溶化分解。

口服或咀嚼将使药物失去在局部持久产生药效的意义,还可能造成局部药物浓度过高,给人体带来一些危害。

(2)含片为舌上含服,使用时应尽量把药品放于舌根部,贴近咽喉。

(3)含片放在口中含服时,要多做吞咽动作,这样可以使药物更好地作用于咽喉部,更好地发挥疗效。

(4)为了保证药物疗效的发挥,在服用药物含片后半小时内不要吃东西和饮水,以免冲淡药物,并且服药后尽量少说话。

3. 注意事项

(1)使用含片要注意安全。为防止发生咽喉异物梗阻,5岁以下幼儿服用含片时,最好选用圈式中空的含片,即使呛入喉部也不致发生阻塞。

(2)注意不宜长时间高频率使用口含片。长时间高频率使用含片可能改变口腔及咽部酸碱度,破坏菌群平衡,降低局部免疫力,诱发二重感染。

四、常见含片举例

西地碘含片

西地碘为口腔科及耳鼻咽喉科用药,属于碘制剂。它对多种微生物包括细菌繁殖体、真菌、芽孢、病毒等均有杀灭作用,且不易产生耐药性。此外,西地碘还有收敛、止痛、消除黏膜水肿、消除口臭等作用,还可促进口腔溃疡面的愈合,主要用于治疗慢性咽喉炎、口腔溃疡、慢性牙龈炎、牙周炎等。

【制剂原理】

西地碘的有效成分为分子碘,分子碘本身物理、化学性质稳定性差,臭味大,对皮肤、口腔、黏膜刺激性大,因此不能直接制备成片剂。西地碘含片采用了特殊工艺,即 β- 环糊精包合技术使碘分子被包裹在环糊精的分子囊里,保持了其性质稳定。西地碘含片口含后,β- 环糊精在唾液酶的作用下酶解,释放出包裹在里面的分子碘和薄荷脑,从而发挥直接卤化菌体蛋白质,杀灭各种微生物的作用。

【合理用药】

1. 用法用量　口含,1 次 1.5mg(1 次 1 片),1 日 3~5 次,1 日最大剂量为 7.5mg。

2. 注意事项

(1)含用西地碘片后有轻度刺激感,偶见口干、头晕和耳鸣,发生率约为 2%,对碘过敏者不要使用含碘的药片。

(2)碘吸收后可以通过胎盘屏障,孕妇或者哺乳期妇女尽量不要使用。

桂林西瓜霜含片

西瓜霜具有清热泻火、消肿止痛的功效,主治咽喉肿痛,喉痹,口疮。

【制剂原理】

西瓜霜为西瓜的成熟果实与皮硝经加工而成的白色结晶粉末。古法记载,在中秋节后,可将西瓜切开小口并挖出瓜瓢,置入芒硝,将瓜皮盖好并风干,待芒硝往西瓜外面渗出时,刮下此霜即成西瓜霜。现代的西瓜霜含片主要成分包括西瓜霜、硼砂(煅)、黄柏、黄连、浙贝母、青黛、冰片、黄芩、薄荷脑等,炮制混合其有效成分并加入滑石粉、硬脂酸镁等,压片成型。

【合理用药】

1. 用法用量　含服,1 次 1.24g(1 次 2 片),1 日 5 次,5~7 日为 1 个疗程。

2. 注意事项

(1)孕妇及哺乳期妇女禁用,苯酮尿症病人不宜使用。

(2)服药 3 日症状无缓解,应及时就医。本品不宜长期服用。

复方片仔癀含片

复方片仔癀含片具有清热解毒、利咽止痛、生津润喉的功效,适用于风热上攻,肺胃热盛所致急、慢性咽喉炎。

【制剂原理】

复方片仔癀含片主要由蟛蜞菊、肿节风、玄参、麦冬、甘草、片仔癀、薄荷脑组成,炮制混合其有效成分并加入滑石粉、硬脂酸镁等,压片成型。

【合理用药】

1. 用法用量　1 次 1g,1 日 5 次。

2. 注意事项　孕妇忌服。

ER2-2　含片的使用方法

第三节　口腔贴片

一、口腔贴片的定义

口腔贴片又称口颊片,是一类粘贴于口腔,经黏膜吸收后起局部或全身作用的片剂。

二、口腔贴片的特点

1. 给药方便、起效迅速、无痛无刺激,可以随时撤去药物,病人耐受性好。

2. 可避开肝脏首过效应、胃肠道降解作用。

3. 口腔贴片可使药物与口腔黏膜较长时间接触,延长药物滞留时间,有利于药物的吸收。

4. 口腔黏膜对外界刺激具有较强的耐受性,当黏膜组织受到制剂中一些成分的刺激和损伤时,停止用药后能够较快恢复。

三、口腔贴片的使用原则

1. 适用人群　适用于有口腔黏膜疾病可局部给药的病人。

2. 用药方法

(1)口腔贴片应在清洁口腔后使用。

(2)口腔贴片通常将含有药物成分的一面贴在局部患处,轻轻压几十秒使其粘紧即可。部分贴片表面有一层薄膜覆盖,须先撕掉薄膜后露出含有药物成分的一面再使用。

(3)药片完全溶解后可以用薄纸巾擦拭残留的药膜,也可咽下。

(4)部分口腔贴片需要饭后使用,且用药半小时内尽量不要饮水及进食,以保证药效。

3. 注意事项　口腔贴片不宜长时间、大面积、连续应用。

四、常见口腔贴片举例

甲硝唑口腔贴片

甲硝唑为硝基咪唑衍生物,属于抗厌氧菌药物,其作用机制为阻碍细菌代谢,对专性厌氧菌有杀灭作用,主要用于治疗口腔溃疡、牙龈炎、牙周炎等口腔疾病。

【制剂原理】

甲硝唑口腔贴片以卡波姆为载片,能吸附在口腔黏膜上,逐渐释放药物,它不仅使用方便、易于操作,更主要的是,与其他口腔药物剂型(如含漱液、含片、膜剂)相比,甲硝唑口腔贴片能使得药物长久停留在口腔内,并随唾液渗透进入龈沟、牙周袋或扩散到一些不便用药的部位而发挥作用。此外,甲硝唑口腔贴片中甲硝唑含量为口服片剂的 1/40,其副作用小,更易被病人接受。另外,贴片中含有碳酸氢钠成分,可提高病人的口腔 pH,改变口腔酸环境,薄荷脑成分更具有清凉止痒的作用。

【合理用药】

1. 用法用量　1 次 1 片(5mg),1 日 3 次,溶化后可咽下。

2. 给药说明

(1)使用前须用棉签擦干黏膜,而后将药片黏附于口腔患处。

(2)饭后使用。

3. 注意事项

(1)用药期间不得饮酒或含酒精的饮料。

(2)孕妇及哺乳期妇女禁用。

(3)有活动性中枢神经疾病者禁用。

醋酸地塞米松口腔贴片

地塞米松是一种糖皮质激素,具有抗炎、抗过敏的作用,是治疗口腔黏膜疾病最有效、最常见的药物。醋酸地塞米松口腔贴片为局部用糖皮质激素,可实现减轻局部疼痛、促进溃疡愈合、缩短病程的目的,主要用于治疗非感染性口腔溃疡。

【制剂原理】

口服或局部应用地塞米松均能减轻口腔溃疡的症状,促进溃疡愈合,但全身用药不良反应较多,局部制剂口腔贴片通过与口腔黏膜相黏附产生更长时间的紧密接触,其中的药效成分通过接触区黏膜层进入深部组织或体循环发挥作用,因而效果往往更直接、作用时间更长。醋酸地塞米松口腔贴片分为两层,一侧为含药的黏附层、另一侧为不溶于水的保护层,以减少药物向口腔黏膜的对侧溶解和片剂在齿龈和口腔黏膜之间的双向黏附,尽量使药物向口腔溃疡面渗入和减少在口腔中的不适感。此外,醋酸地塞米松口腔贴片除了主药地塞米松外,还含有维生素 B_2,有利于促进溃疡愈合。

【合理用药】

1. 用法用量　1 次 1 片(0.3mg),1 日总量不超过 3 片,连用不超过 1 周。

2. 给药说明　洗净手指后粘少许唾液粘起黄色面,将白色层贴于患处,并轻压 10~15 秒,使其粘牢,不须取出,直至全部溶化,溶化后可咽下。

3. 注意事项　孕妇、哺乳期妇女及儿童慎用,运动员慎用。

咪康唑口腔贴片

咪康唑对白念珠菌、近平滑念珠菌、热带念珠菌有抗菌活性,可用于成人口咽念珠菌病的局部治疗。

【制剂原理】

咪康唑通过抑制真菌细胞膜麦角固醇的生物合成,损伤其细胞膜、改变其通透性,导致细胞内物质外漏;也可抑制真菌的甘油三酯和脂肪酸的生物合成,抑制氧化酶和过氧化酶的活性,导致细胞亚显微结构的变性和细胞坏死。咪康唑口腔贴片可在颊黏膜上黏附15小时,可用于成人口咽念珠菌病的局部治疗。

【合理用药】

1. 用法用量　每日1次,1次1片(50mg)。

2. 给药说明

(1)本品为牙龈用药,不能咬碎、咀嚼或吞咽。

(2)必须应用于上牙龈部位,位于切牙正上方,切牙是指紧邻门牙的牙齿。最好于早晨刷牙后用药。

1)使用本品前,先定位用药区域,即上颌切牙上方牙龈。

2)打开药瓶,取出1片药片。从药瓶中取出后马上使用。药片一面凸面,另一面刻有"L"标识。

3)将凸面朝向牙龈方向置于上颌切牙上方牙龈上。

4)从上唇外用手指轻按药片30秒,使药片粘在牙龈上,此后几分钟避免用舌头接触药片。

5)保持药片附着在牙龈上直至药片溶解。

(3)用药期间可正常饮食。

3. 注意事项　①每次用药交替使用两侧的牙龈;②如果药片从牙龈处脱落,并且是在用药后6小时内的,可将药片重新放置。如果重新放置药片不能粘贴到牙龈上的,可重新放置1片新的药片到牙龈(只能换药1次);③如果用药后6小时或以上发生药片脱落或被意外吞咽,需等待到次日才能重新用药;④放置药片后避免触摸或按压药片所在处;⑤放置药片后请避免咀嚼口香糖;⑥放置药片后刷牙时,请勿触碰药片;⑦放置药片后请小心漱口;⑧如果感到口干,请在使用本品前湿

ER2-3　口腔贴片的使用方法

润口腔；⑨在下次放置药片前,必须先清除之前本品药片的所有残余物；⑩避免佩戴妨碍放置药片的上颌假牙。

第四节　含 漱 液

一、含漱液的定义

含漱液是指用于咽喉、口腔清洗的液体制剂,针对口腔科常见病、多发病如口腔炎、牙龈炎、口腔溃疡、出血肿胀、口臭、龋齿而制备,具有消炎止痛、消肿止血、芳香除臭、预防龋齿的作用。

二、含漱液的特点

1. 无口腔和消化道毒性。
2. 不被消化道吸收,可避免全身用药引起的不良反应。
3. 某些品种可能让牙齿着色。

三、含漱液的使用原则

1. 适用人群　有口腔疾病的人群。
2. 用药方法
(1)一般先用清水漱口。一般需坚持含漱 2~3 分钟,这样才能使药物与口腔黏膜充分接触,达到缓解口腔炎症和保护黏膜的目的。
(2)使用口腔含漱液半小时内,不能用清水漱口;一些含漱液使用前要将其摇匀;含漱液含漱后须吐出,不得咽下;使用时要忌烟禁酒,忌食辛辣食物、油腻食物、温补性中药。

四、常见含漱液举例

复方氯己定含漱液

复方氯己定含漱液具有抗炎、镇痛和抑菌作用,临床上主要用于抑制口腔内细菌的黏附和生长,以减少牙菌斑,用于牙龈炎、咽峡炎、牙周炎、口腔黏膜炎。

复方氯己定含漱液成分为氯己定、浓薄荷水等,为抗菌药,其中所含葡萄糖酸氯己定是广谱杀菌剂,具有相当强的广谱抑菌、杀菌作用,对于革兰氏阳性菌和革兰氏阴性菌作用强,对局部刺激及过敏反应都很少见。

【制剂原理】

复方氯己定含漱液优化了 pH 范围,增加了稳定性,加入卡波姆,卡波姆是一种缓控释基质,在一定的浓度下可以控制药物缓慢释放,低浓度的卡波姆能在不阻碍药物释放的情况下,避免药物与作用部位直接接触,并在使用后更容易冲洗干净,降低了药物的附着,从而改善了牙石增加、牙渍产生增多等不良反应。薄荷水具有芳香味,作用于黏膜,产生清凉感及使表面血管收缩,以减轻不适与疼痛,还有促进血管循环、消炎、止痒的作用。

【合理用药】

1. 用法用量　早晚刷牙后,每次 10~20ml,含漱 2~5 分钟后吐出,不得咽下,不要再用清水漱口,5~10 日为 1 个疗程。

2. 给药说明　本品连续使用不得超过 3 个疗程,若同时使用其他口腔含漱液,应至少间隔 2 小时。

3. 注意事项　不得与碳酸氢钠、碘化钾并用,需遮光、密封保存。

甲硝唑含漱液

甲硝唑含漱液是一种含漱的漱口水制剂,甲硝唑为硝基咪唑类,在厌氧环境中对大多数专性厌氧菌可发挥抗菌作用,是用于治疗牙龈炎、牙周炎等口腔炎症的辅助用药。

【制剂原理】

甲硝唑含漱液,包括甲硝唑、枸橼酸钠、羟苯乙酯、糖精钠、薄荷水和水。含漱液是清洁口腔用的液体药剂,为口腔科常用药,具有清洗、防腐、杀菌、消毒及收敛等作用。将其制成含漱液可使药物与口腔内的炎症或受感染部位直接接触而产生疗效。另外制成含漱液后因药物显微碱性,有利于除去微酸性分泌物和溶解黏液蛋白,去除口臭,留下芳香气味。

【合理用药】

1. **用法用量**   本品含药量 0.5%。含漱,1 次 10~20ml,先含 30 秒再漱口,每日 4 次(早、中、晚及睡前),1 周为 1 个疗程。

2. **给药说明**   使用前应振摇,一般在饭后或睡前刷牙之后进行服用。含漱时用两颊鼓动,使药液冲击并进入牙龈沟。

3. **注意事项**   用药期间不得饮酒或含酒精的饮料,对吡咯类药物过敏的病人以及活动性中枢神经疾病、血液病病人禁用;孕妇禁用,哺乳期妇女应用本品时应暂停哺乳。密闭,在阴凉处保存。

聚维酮碘含漱液

聚维酮碘含漱液主要成分为聚维酮碘,为广谱抗微生物药物,对革兰氏阳性菌、革兰氏阴性菌、真菌、酵母菌及原虫均有效,可用于口腔炎、咽喉炎、口腔溃疡、牙周炎、冠周炎等口腔疾病,也可用于口腔手术前的消毒,以及日常的口腔消毒保健。

【制剂原理】

聚维酮碘含漱液作为一种新型含碘灭菌剂,对各类细菌及其芽孢、病毒真菌、原虫均有较强的杀灭作用。该产品还具备减少溃疡面渗出、提升创面收敛速度、促进新生肉芽生长等多重药用优点。其自身性质温和,无毒无味无致敏性,且兼具高清洁能力;具有对口腔黏膜的低刺激性、无染色着色反应等体感优势,直接作用于病灶,不含酒精,温和、无刺激,适用于各种人群,尤其是对乙醇敏感的病人,而且具有清洁能力,长期使用不会形成牙石或使牙面着色。

聚维酮碘是碘与聚乙烯吡咯烷酮(polyvinyl pyrrolidone,PVP)的结合物。PVP 是一种非离子表面活性剂,它性质稳定,有极好生理惰性和生物相容性。碘是一种活性很强的卤族元素,具有较好的杀菌作用,可直接卤化菌体蛋白质,与蛋白质的氨基酸结合,使菌体的蛋白质和酶受到破坏,微生物因代谢功能发生障碍而死亡。

【合理用药】

1. 用法用量　含漱,1 次 10ml,直接漱口或用等体积的温水稀释漱口,含漱 10 秒后弃去,勿吞咽。每日重复 4 次(早、中、晚及睡前),连续使用可至 14 日。

2. 给药说明　PVP 与坏死组织、血液、脓液等物质接触时,可导致有效碘受到损失,抗菌活性下降。所以在用药前应尽可能除去用药面的污物和脓血。当不便除去脓血时,应使用足量较浓的溶液。

ER2-4　含漱液的使用方法

3. 注意事项　长期持续用药时,应注意人体对碘的吸收过量;6 岁以下儿童不宜使用本品;孕妇禁用。

第五节　吸入喷雾剂

一、吸入喷雾剂的定义

喷雾剂是将原料药或与适宜辅料填充于特制的装置中,使用时借助手动泵的压力、高压气体、超声振动或其他方法将内容物呈雾状物释出。直接喷至腔道黏膜或皮肤等的制剂。按用药途径可分为吸入喷雾剂、鼻用喷雾剂及用于皮肤、黏膜的喷雾剂。

二、吸入喷雾剂的特点

1. 使用方便,奏效迅速。

2. 药物可直接到作用部位,具有明显的速效作用与定位作用。

3. 药物封装密闭,保持清洁及无菌状态,提高了药物稳定性。

4. 使用方便,老少皆宜,提高病人的用药依从性。

5. 减少药物对胃肠道的刺激,避免肝脏的首过效应;减少了局部涂药的疼痛。

6. 需耐压容器和阀门系统,成本较高;制备操作均较麻烦。

三、吸入喷雾剂的使用原则

1. 适用人群　患有口腔咽喉疾病的人群。

2. 用药方法

(1)使用前喷雾杆需与瓶身垂直,取下喷头保护帽,先向空气中按压几次,排出泵头中的空气,当在空气中喷出均匀雾状药液后再使用。

(2)喷药前应清理口腔残渣及分泌物。喷雾器头避免碰到咽壁,以免引起恶心、呕吐。使用前后应用乙醇擦拭消毒;喷药后不宜立即进食或漱口,并且喷完后,一定要注意10分钟以内不要喝水,以免导致药物被水冲到胃肠道。

3. 注意事项　避免高温储存,存放应垂直竖立。若是使用一段时间后喷不出来,可能是喷头堵塞,可将喷头浸泡在温水中数分钟,清水冲洗、擦干,将喷头装回到瓶子上,不可采用针头对喷头进行捅戳,以免损坏喷头。不可多人共用一瓶喷雾剂,以免交叉感染。

四、常见口腔喷雾剂举例

开喉剑喷雾剂

开喉剑喷雾剂具有清热解毒、消肿止痛的功效,用于肺胃蕴热所致的急、慢性咽喉炎,扁桃体炎,咽喉肿痛,口干口苦,口腔溃疡,牙龈肿痛,复发性口疮。

【制剂原理】

开喉剑喷雾剂是根据苗医的一些治疗经验制作成的中成药,主要成分包括八爪金龙、山豆根、蝉蜕、薄荷脑,辅料为苯甲酸钠、柠檬酸、菠萝香精、乙醇,味甜微苦,有薄荷的清凉感。根据各类型的理化特点,采用特定的工艺进行提取、纯化、浓缩、配制,最大限度地保留了药物的有效成分,去除杂质和无效成分,从而保证了该产品的有效性和安全性。

【合理用药】

1. 用法用量　开喉剑喷雾剂有成人剂型和儿童剂型,成人剂型每 1ml 相当于饮片 0.876g,含薄荷脑 1mg;儿童剂型每 1ml 相当于饮片 0.7g,含薄荷脑 1mg。使用前喷雾杆须与瓶身垂直,取下喷头保护帽。成人参考剂量:喷患处,每次适量,1 日数次。儿童参考剂量:① 1~3 岁,每次 2 喷;② 4~6 岁,每次 3~6 喷;③ 7~12 岁,每次 5~8 喷,1 天 6~8 次。

2. 给药说明　喷药后无须漱口,间隔 10 分钟以上再喝水吃饭。患儿过于哭闹时不得强行喷入口腔,避免呛咳。

3. 注意事项　密封阴凉干燥处保存(不超过 20℃),成分中含有薄荷脑,蚕豆病患儿应慎用。

重组人干扰素 α2b 喷雾剂

重组人干扰素 α2b 为无色或微黄色略带黏稠的液体制剂,具有广谱抗病毒、抑制细胞增殖以及提高免疫功能等作用。适应证为由病毒引起的初发或复发性皮肤单纯疱疹,也可预防和治疗流行性感冒、儿童上呼吸道感染等发病率较高的病毒性疾病。

【制剂原理】

重组人干扰素 α2b 喷雾剂通过口腔给药,为等渗制剂,直接作用于呼吸道黏膜,少部分直接进入肺泡组织,能在呼吸道黏膜表面细胞迅速建立一种抗病毒状态,有效阻断呼吸道病毒感染,也能通过鼻腔吸收入体内,产生全身作用,调节机体免疫功能。

【合理用药】

1. 用法用量 使用前务必清洁双手,取下喷头保护帽,喷雾杆可旋转至 90° 或 180° 喷涂,喷雾杆须与瓶身垂直,首次使用前将按钮按压到底,先向空气中按压几次,排出泵头中的空气,当在空气中喷出均匀雾状药液后再使用。每次按压后松开拇指使按钮自然复位后再行第二次按压,喷雾器头避免碰到用药局部,将药液喷涂在咽喉壁、双侧扁桃体。

给药剂量:咽喉壁、双侧扁桃体各两喷,1~2 小时 1 次,8~10 次 /d,7 天为 1 个疗程。

2. 给药说明 喷涂 10 分钟内禁止进食饮水。

3. 注意事项 喷雾杆可 360° 旋转,但切记不要往外拔,以免损坏或影响喷涂效果。密闭,2~10℃ 避光保存,可携带外出使用。

口洁喷雾剂

口洁喷雾剂具有清热解毒的功效,用于口舌生疮,牙龈、咽喉肿痛,为棕色澄清液体,气芳香,属于温和的中成药。

【制剂原理】

口洁喷雾剂由山银花、菊花、板蓝根、薄荷脑、桉油组成,辅料为羟苯乙酯、枸橼酸钠、甘油、乙醇等,本品直接作用于呼吸道黏膜,为一种温和的中成药,给药方便,使用方便,气味芳香,可改善口气。

【合理用药】

1. 用法用量 口腔用药,1 次 2~3 揿,1 日 4~6 次;对准口腔,按动瓶盖使药液喷出。

2. 给药说明 只能用在口腔部位,应避免药液接触眼睛,

ER2-5　口腔
喷雾剂的使用
方法

忌烟、酒及辛辣、油腻食物,不宜在用药期间同时服用温补性中药。

3. 注意事项　对酒精过敏的病人禁用,密封,置阴凉干燥处保存。

第三章

注射给药剂型

(一) 注射剂的定义

注射剂是一种可供注入体内的药用无菌溶液,包括乳浊液、混悬液、供临用前配成溶液或混悬液的无菌粉末。一般由药物、溶剂、附加剂及特制的容器组成。注射给药途径包括肌内注射、静脉注射、皮下注射及某些特殊部位的注射给药。

(二) 注射剂的特点

1. 注射给药不经消化道吸收,不受消化系统影响、无首过效应。

2. 静脉注射直接进入血液循环,药效迅速、作用可靠。

3. 不仅作用于全身,还可局部定位发挥作用。

4. 剂量易于控制。

5. 注射给药相对不方便,对注射技术有一定要求,大部分注射剂病人不能自我给药。

6. 可能造成注射部位疼痛不适、静脉炎、药物热原反应等风险。

7. 制造过程复杂,生产费用较大,价格相对较高。

8. 临床使用过程中须注意配伍禁忌、相互作用的问题。

9. 与口服给药等途径相比,可能需要消费更多医疗资源(如人工、医疗器材等)。

（三）注射剂的使用原则

1. 适用人群　不宜口服和不能口服药物的病人。

2. 用药方法

（1）起效迅速是该类剂型的主要特点。在传统注射剂的基础上，目前已研发出缓控释注射剂、纳米粒、微球、脂质体、微囊等混悬型微粒分散制剂，为提高药物稳定性和实现药物高效、速效、长效提供了可靠的保证。在注射装置方面，出现了无针、预填充、皮下植入等类型，涉及激素类药、精神病治疗药、抗肿瘤药和生物技术药物。目前，无针注射剂利用粉末喷射给药系统经皮肤释放药物，其原理是利用氦气喷射，将药物粉末瞬时加速至750m/s，经皮肤进入体内，这不仅可控制释药深度，也可将抗原物质直接释放至表皮内，适用于经皮给药。

（2）注射剂临床应用广泛，而由非专业人士（病人）可自行输注的注射液目前临床主要包括胰岛素注射液、低分子肝素钠注射液、胰高血糖素样肽-1受体激动剂等，根据注射液装置的类型特点，上述药物分为非预充式注射剂与预充式注射剂，本章将对上述两种注射剂药物分别进行介绍。

3. 注意事项

（1）严格掌握注射剂给药适应证，尽量采用口服给药途径。若病情需要，尽量采用序贯疗法，病情危急时采用静脉给药方法，病情缓解后立即换用口服药物序贯治疗。

（2）使用时强调无菌操作观念，规范注射规程，减少由于处置和操作引起的药物不良事件。

（3）给药时，应明确具体注射给药方式、给药剂量、给药速度，检查给药装置，注意是否存在配伍禁忌、是否配有专属溶剂等。做好用药监护，观察注射反应，进行适当处理。

(4)严格执行药物贮存条件要求。

第一节　非预充式注射剂

一、非预充式注射剂的定义

需要配备专用的注射装置,注射液用完,装置可更换新的注射液后继续使用。如胰岛素笔是一种笔型的胰岛素注射装置,因外表酷似平时使用的文具笔,所以称为胰岛素笔。

二、非预充式注射剂的使用原则

1. 根据不同药品厂家说明书要求,使用相应的专用注射装置。建议不同厂家的胰岛素注射液(笔芯)不能与其他厂家的胰岛素笔装置交替使用。同时,应选择合适的注射方式。病人自行输注多为皮下注射,肌内注射、静脉注射等需要由医务人员正确操作。

2. 根据不同药品说明书要求,对药品进行贮存。如未开封的胰岛素注射液(笔芯)应冷藏在 2~8℃的环境中,切勿冷冻;已开封的胰岛素注射液(笔芯)可在室温下保存(保存期为开启后 1 个月内,且不能超过保质期,随存放时间延长,药物效价下降),但是若室温超过 30℃,正在使用的胰岛素应当贮存在冰箱中。注射液应避免阳光直射,防止反复振荡。

3. 用药前须确认注射剂对注射针头的要求。按针头长度分可分为 4mm、5mm、6mm、8mm 等,尽管不同型号的胰岛素针头都可以装进胰岛素笔中使用,但其中 4mm 短针头进针点更小、皮肤损伤小、痛感更低,被广泛推荐。需要根据个体需要、体型、生理特点和胰岛素类型决定使用何种类型针头。

4. 注射前应先确认注射液是否存在结晶体、浮游物或颜色变化等异常现象,避免注射引起药品不良事件/反应或效价下降。如中效胰岛素和预混胰岛素注射液为云雾状的混悬液,在注射前须摇晃(混匀不充分会导致输注胰岛素剂量不准确)。

三、常见非预充注射剂举例

门冬胰岛素 30 注射液(笔芯)

门冬胰岛素 30 注射液含有 30% 可溶性门冬胰岛素和 70% 精蛋白门冬胰岛素,属于预混胰岛素类似物,该胰岛素是通过基因重组技术,利用酵母生产的胰岛素制剂,是用于糖尿病的注射类降血糖药。每支注射液中含 3ml,相当于 300 单位(300U)。

【制剂原理】

胰岛素作为体内唯一降低血糖的激素,属于蛋白质成分,口服会被胃液和胃蛋白酶破坏,导致胰岛素失活,所以胰岛素只能注射。胰岛素制剂可以贮藏在小安剖瓶内,供临床一次性使用,也可被贮藏在药筒中,通过胰岛素笔定时注射。所以,胰岛素制剂通常使用笔型注射装置进行注射。胰岛素笔是将胰岛素药液储存在胰岛素笔的笔芯中,笔身是一个可调节胰岛素用量并具有注射功能的仪器。

【合理用药】

一般性描述,必须遵照每个注射笔的生产厂家使用说明安装笔芯,安装针头,进行胰岛素注射。

1. 用法用量 本品仅供皮下注射,不可静脉注射、肌内注射,也不可用于胰岛素泵。为了达到理想的血糖控制水平,建议进行血糖监测和胰岛素剂量调整,由医生根据病人的血糖情况来决定胰岛素用量。在 2 型糖尿病病人中,本品可以作为单一疗法治疗。对于单独使用口服降血糖药不足以控制血糖的病人,本品可与口服降血糖药合并用药。

如起始治疗:从未使用过胰岛素的病人,在 2 型糖尿病病人中,本品的推荐起始剂量为早餐前 6U,晚餐前 6U;或者每日 1 次给药,晚餐前 12U。

如何转换治疗:当病人由双时相人胰岛素转为本品治疗时,最初可采用相同剂量和方案。然后根据个体需要调整剂量。与所有胰岛素产品相同,建议在治疗转换以及其后最初数周内加强血糖监测。

如何强化治疗:本品可由每日 1 次强化至每日 2 次治疗,即每日 1 次使用剂量达到 30U 时,推荐每日 2 次给药,将剂量等分(50:50)在早餐前和晚餐前给药;本品由每日 2 次转为每日 3 次治疗,可将每日 2 次给药方案的早餐前剂量分到早餐和午餐前给药,晚餐前给药方案不变。

2. 用药说明

(1)未开封的瓶装胰岛素或胰岛素笔芯应提前 30 分钟取出,在室温下回暖。开封的胰岛素从冰箱取出进行注射前,应回暖(可在手掌之间滚动)。同时检查配套的胰岛素笔是否是坏的,胰岛素注射液是否为分层的混悬液体(正常状态)。

(2)拔下胰岛素笔装置的笔帽。顺时针旋转笔杆与笔芯架,使两者分开。

(3)注射笔装置的螺旋杆与胰岛素注射液一端的橡胶塞须

贴合,可先将螺旋杆调节至一定的长度,使螺旋杆顶端尽量紧贴胰岛素笔芯尾部的橡胶塞。将笔杆与笔芯架拧紧,并装上针头。安装时,保持针头和笔在一条直线上,针头插入笔内并转紧。

(4)笔芯内已经含有需要混匀的胰岛素制剂,则应先水平滚动十来次,再上下晃动十来次,以均匀混合。肉眼检查确认胰岛素混悬液是否充分混匀,如果笔芯中仍然有晶状物存在,则重复操作。避免剧烈摇晃,否则会产生气泡,降低给药准确性。

(5)拧上 1 个新的针头,依次取掉外针帽和内针帽。

(6)排气:竖直笔身,用手指轻弹笔芯架数下。拔出注射剂量推杆,调至 1 到 2 个单位处的注射数值。完全按下注射推键,直至听到或感觉到"咔哒"一声,剂量显示应回到零,针尖应出现胰岛素液滴。如果没有,需要重复本步骤,直至出现滴液为止。

(7)选择注射剂量:选择需要的剂量,只须朝前后方向旋转注射推键即可。

(8)消毒注射部位:建议注射胰岛素前用 75% 酒精消毒,因为 75% 酒精无色且干燥速度较快。

(9)注射:完全按下注射推键,直至听到或感觉到"咔哒"音,剂量显示度数为 0。将针头置于皮下至少 6 秒后拔出,不要揉搓注射部位。

(10)戴上外针帽,捏住笔芯架,旋下针头,妥善处理废弃针头,再将笔帽盖紧。注意:胰岛素针头应做好"一针一换"原则,不重复使用,以免残留的胰岛素会堵塞针头或使针尖变形 / 弯曲。注射完后应及时拔除针头,不能将已安装的胰岛素注射笔芯带针头存放于冰箱内,以免引起漏液、针头堵塞、污染药液等。

3. 注意事项

(1)注射部位:注射前检查注射部位,不可在皮下脂肪增生、炎症、水肿、溃疡或感染的部位注射,可选择腹部(避开肚脐周围4~5cm)、大腿外侧、上臂外侧和臀部外上侧。遵守"每天不同时间,注射不同部位"或"左右轮换"注射原则,以避免同一部位反复注射。一旦发现注射部位有疼痛、凹陷、硬结的现象出现,应立即停止在该部位注射,直至症状消失。建议每次注射点应与上次注射点至少相距1cm。

(2)超重者或身体质量指数(BMI)>22kg/m^2 的病人在腹部注射时不需要捏皮,但在大腿部位注射时须捏起皮肤进行,以确保将药液注射到皮下。对于偏瘦或体脂率偏低的病人,注射时需要捏皮,否则容易注射到肌层。

(3)关于针头:注射时的进针角度。针头长度不同时,进针的角度有所不同,目前临床普遍使用较短针头时(4mm 和5mm),大部分病人不需要捏起皮肤,90° 进针即可,使用较长针头时(≥8mm),一般需要捏皮并 45° 进针。

(4)调整剂量建议:①根据之前 3 天内最低餐前血糖水平调整本品的剂量;②在调整餐时注射剂量后需重新测定血糖水平;③可每周调整一次剂量,直至达到目标 HbA1c;④如近期发生低血糖,不可调高剂量;⑤如病人增加体力活动、改变日常饮食或伴发其他疾病时,可能需要调整剂量,建议在专业医生指导下调整用量。

ER3-1　门冬胰岛素 30 配套诺和笔的使用方法

赖脯胰岛素注射液(笔芯)

赖脯胰岛素注射液为速效胰岛素类似物,是通过基因重组技术生产的人胰岛素类似物,具有起效时间短、达峰时间早、作用持续时间短等特点,用于糖尿病病人控制餐后血糖。每支注射液药量为 3ml,相当于 300 单位(300U)。

【制剂原理】

胰岛素制剂可以贮藏在小安剖瓶内,供临床一次性使用或泵注给药,也可贮藏在药筒中,通过胰岛素笔定时注射。同时,短效及速效胰岛素制剂可通过使用笔型注射装置或胰岛素泵注射发挥降血糖作用。

【合理用药】

1. 用法用量　由医生根据病人的需要情况来决定。可以通过皮下注射或持续皮下注射泵给药。在医生建议下,在进餐前(15 分钟内)给药,必要时进餐后马上给药。

2. 用药说明　注射前,请将赖脯胰岛素恢复至室温,并观察瓶中液体的外观,正常应该是无色澄清溶液。如果外观呈云雾状、轻微色泽改变,或有可见颗粒时,请不要继续使用。其他注射方法可参考门冬胰岛素 30 注射液进行操作(安装笔芯、安装针头、规范注射)。

3. 注意事项　同本节"门冬胰岛素 30 注射液(笔芯)"中"注意事项"相关内容。

第二节　预充式注射剂

一、预充式注射剂的定义

预充注射剂是指药品在制备完成后将其药品装入相应注射

装置,是预先装好药剂的注射器,可直接使用。

二、预充式注射剂的特点

1. 为一次性装置或配有不可缩回式柱塞等装置,可降低非无菌条件下感染的风险。

2. 均为一次性注射剂型,所以注射液用完后均须更换新的注射剂(包括注射装置)。

3. 根据不同预充式注射剂的说明书进行输注及贮存。其他特点基本同非预充式注射剂。

三、常见预充注射剂举例

度拉糖肽注射液

度拉糖肽作为胰高糖素样肽 -1 受体激动剂(glucagon-like peptide-1 receptor agonist,GLP-1RA),用于降血糖治疗。单独使用发生低血糖的风险小,同时兼具减重、降血压、改善血脂等作用。

【制剂原理】

天然 GLP-1 被 DPP-4(dipeptidyl peptidase-4)降解和肾脏清除,半衰期为 1.5~2 分钟。度拉糖肽的 GLP-1 类似物与天然人 GLP-1(7-37)大约具有 90% 的同源性。度拉糖肽分子包含 2 个相同的二硫键连接链,各含有一个修饰的人 GLP-1 类似物序列,由一个小连接肽共价连接于修饰的人免疫球蛋白 G4 重链片段(Fc)。

度拉糖肽注射液为预充式注射剂,包括注射笔、笔帽、预填充药液。度拉糖肽(0.5ml)溶液已预先装于一次性使用注射笔内的玻璃注射器(I 型)中。度拉糖肽注射笔的专利隐形针头实现了病人视觉上的"无"针头化(使用隐藏式针头,注射深度5mm),无须安装,自动注射(按下自动注射按钮,注射笔将针头自动插入皮肤完成给药,随后针头自动缩回),有视觉及听觉两种途径确认注射完毕,无须处理针头,并且可降低病人注射障碍(对针头的恐惧)。

【合理用药】

1. 用法用量　本品的推荐起始剂量为 0.75mg,每周 1 次。为进一步改善血糖控制,剂量可增加至 1.5mg,每周 1 次。最大推荐剂量为 1.5mg,每周 1 次。当在二甲双胍基础上加用度拉糖肽时,可继续二甲双胍的当前剂量。当在磺脲类药物治疗的基础上加用度拉糖肽时,应当考虑减少磺脲类药物的剂量,以降低低血糖的发生风险。一般单独使用度拉糖肽时,不需要进行血糖自我监测,但与磺脲类药物联用时可能需要进行血糖自我监测来调整磺脲类药物的剂量。

2. 用药说明

(1)检查注射笔和药液,确保注射笔无损坏。药液应澄清透明,无浑浊、变色或颗粒异物存在。将药品从冰箱中拿出,在开始注射之前不要打开注射笔帽。

(2)应消毒注射部位(建议注射前用 75% 酒精消毒,因为75% 酒精无色且干燥速度较快)。

(3)拔掉笔帽:确保注射笔处于锁定状态(锁环指针指向红色带锁三角),竖直拔出并丢弃笔帽。拔出笔帽后请避免碰触注射针头处,并且不要再把拔出的笔帽扣回注射笔,这有可能造成注射笔的损坏。(注:请不要在拔出笔帽之前解锁注射笔和按动绿色注射按钮,如不慎操作请不要再拔出该笔帽并丢弃和更换新笔。)

(4)解锁：将注射笔透明基底放平并紧贴注射部位放置之后转动锁环解锁(指针旋转至绿色解锁三角)。

(5)注射：按下绿色按钮(按下同时会听到响亮的"咔哒"声)并持续将透明基底紧贴注射部位,注射过程持续 5~10 秒,在此过程中针头会自动回弹,回弹完毕会发出第二次"咔哒"声。注射过程中可以持续按住绿色注射按钮以保证笔身稳定贴紧于注射部位。灰色活塞的出现表示药品已经完成注射,可以将注射笔移开注射部位。(注：听到第二次"咔哒"声之前听到一声较小的响动,这是笔在正常工作中可能会发生的情况,请保持注射笔紧贴于注射部位直到听到第二次"咔哒"声。)

3. 注意事项

(1)度拉糖肽经皮下注射给药,部位可选择腹部、大腿或上臂。不能静脉或肌内注射。可在一天中任意时间注射,和进餐与否无关。若遗漏给药,如果距下一次预定给药至少为 3 天(72 小时),应尽快给药。如果距下一次预定给药少于 3 天(72 小时),应放弃这次给药,且定期进行下一次计划给药。在每一种情况中,病人均可再恢复其正常每周一次的给药方案。若需要,只要距上一次给药超过 3 天(72 小时),可改变每周给药的日期。

(2)存放于冰箱内(2~8℃)。不可冷冻,并避免直接接触光与热。如遇特殊情况无法保存冷藏,注射笔可以在不超过30℃的室温条件下最多保存 14 天。

ER3-2　度拉糖肽的使用方法

依诺肝素钠注射液(预充)

依诺肝素钠主要是由普通肝素经酶解或化学降解制得的分

子量较小的肝素片段,是一种低分子肝素。依诺肝素口服会失活,故应皮下注射,禁止肌内注射。临床主要用于血栓栓塞性疾病的预防与治疗。

【制剂原理】

1. 依诺肝素钠注射液注射装置都是预灌封针剂,使用时不需要配制或从药瓶中抽取。

2. 预装药液注射器可供直接使用。

【合理用药】

1. 用法用量   为预防及治疗目的而使用依诺肝素钠时应采用深部皮下注射给药,用于血液透析体外循环时为血管内途径给药。本品为成人用药。禁止肌内注射。每毫升注射液含10 000AxaIU,相当于100mg依诺肝素钠。每毫克(0.01ml)依诺肝素钠约等于100AxaIU。

在外科病人中,预防静脉血栓栓塞性疾病,当病人有中度血栓形成危险时(如腹部手术),本品推荐剂量为2 000AxaIU (0.2ml)或4 000AxaIU(0.4ml),每日1次皮下注射。在普通外科手术中,应于术前2小时给予第一次皮下注射。当病人有高度血栓形成倾向时(如矫形外科手术),本品推荐剂量为术前12小时开始给药,每日1次皮下注射4 000AxaIU(0.4ml)。

在蛛网膜下腔/硬膜外麻醉及经皮冠状动脉腔内成形术时,应特别注意给药间隔,见特殊警告。依诺肝素治疗一般应持续7~10天。某些病人适合更长的治疗周期,若病人有静脉栓塞倾向,应延长治疗至静脉血栓栓塞危险消除且病人不需要卧床为止。

在矫形外科手术中,连续3周每日1次给药4 000AxaIU。在内科治疗病人中,预防静脉血栓栓塞性疾病,依诺肝素钠推荐剂量为每日 1 次皮下给药 4 000AxaIU (0.4ml)。依诺肝素钠治疗最短应为 6 天,直至病人不需要卧床为止,最长为 14 天。

治疗伴或不伴有肺栓塞的深静脉血栓塞,依诺肝素钠可用于皮下每日 1 次注射 150AxaIU/kg 或每日 2 次 100AxaIU/kg。当病人合并栓塞性疾病时,推荐每日 2 次给药 100AxaIU/kg。依诺肝素钠治疗一般为 10 天。应在适当时开始口服抗凝剂治疗,并应持续依诺肝素钠治疗直至达到抗凝治疗效果(INR——凝血酶原国际标准化比值: 2~3)。

治疗不稳定型心绞痛及非 Q 波心肌梗死,皮下注射依诺肝素钠推荐剂量为每次 100AxaIU/kg,每 12 小时给药 1 次,应与阿司匹林同用(每日 1 次口服 100~325mg)。通常推荐疗程最小为 2 天,至临床症状稳定。一般疗程为 2~8 天。

用于血液透析体外循环中,防止血栓形成,推荐剂量为 100AxaIU/kg。对于有高度出血倾向的血液透析病人,应减量至双侧血管通路给予依诺肝素 50AxaIU/kg 或单侧血管通路给予 75AxaIU/kg。应于血液透析开始时,在动脉血管通路给予依诺肝素钠。上述剂量药物的作用时间一般为 4 小时。然而,当出现纤维蛋白环时,应再给予 50~100IU/kg。

2. 用药说明

(1)尽量采取平卧屈膝位。

(2)应消毒注射部位,建议使用依诺肝素注射液前用酒精消毒,因为 75% 酒精无色且干燥速度较快。

(3)右手以握笔手势握住注射器,另一只手捏起高约 2.5cm 的清洁区域形成皮肤褶皱。注射时针头应垂直刺入皮肤而不应成角度,按下柱塞注入药液。在整个注射过程中,用拇指和示指将皮肤捏起,并将针头全部扎入皮肤褶皱内注射,在整个注射过程中,全程提捏皮肤,匀速注射 10 秒,然后停留 10 秒,再快速拔针,使药液基本扩散后再拔针。

(4)注射后通常无须按压,如果有出血或者渗液,可以以穿刺点为中心,垂直向下按压 3~5 分钟,按压力度以皮肤下陷 1cm 为宜。不要在注射处按揉或者热敷,以免皮下出血或硬结。

3. 注意事项

(1)每个注射器中都自带有 0.1~0.2ml 的空气,空气无须排出。所以,预装药液注射器可直接使用,注射前不须排出注射器内气泡,预留 0.1ml,将气泡弹至药液上方即可。注射完毕起到"气封"的作用,避免药液渗出增加皮下出血的风险。

(2)注射部位:应于左右腹壁的前外侧或后外侧皮下组织内交替给药。注射部位以腹部为首选,以肚脐为中心,选取半径为 5cm 外的 10cm 以内区域,两次注射点间距不应小于 2cm。注射部位交替进行。避开皮肤破损、硬结、斑、痣等地方。

ER3-3　依诺肝素钠注射液的使用方法

ER3-4　预充式注射剂的使用方法

第四章

呼吸道给药剂型

吸入制剂系指通过特定的装置将药物以雾状形式传输至呼吸道和/或肺部以发挥局部或全身作用的制剂。与普通口服制剂相比,吸入制剂的药物可直接到达吸收或作用部位,吸收或作用快,可避免肝脏首过效应、减少用药剂量;而与注射剂相比,可提高病人依从性,同时可减轻或避免部分药物不良反应。

第一节　压力定量气雾剂

一、压力定量气雾剂的定义

压力定量气雾剂(pressurized metered dose inhaler,pMDI)是指将药物、辅料和抛射剂共同灌装在具有定量阀门的耐压容器中,通过揿压阀门,药物和抛射剂便以气溶胶形式喷出。其中,抛射剂提供形成和释放气溶胶所需的能量。

二、压力定量气雾剂的特点

1. 药物可直接到作用部位或吸收部位,起效迅速。

2. 药物封装于密闭的容器中,可保持清洁和无菌状态,减少药物受污染的机会;此外,由于容器不透明、避光,不与空气中的氧和水分直接接触,有利于提高药物的稳定性。

3. 装置体积小、便于携带,且使用方便,一揿(吸)即可,可连接储雾罐(如面罩式和口含式),避免手口不协调影响药物气溶胶的有效吸入,老少皆宜,有助于提高病人的用药依从性。

4. 局部用药,不良反应少,可减少药物对胃肠道的刺激性,并可避免肝脏的首过效应。

5. 药用气雾剂等装置有定量阀门,给药剂量准确。

6. 气雾剂装置需要耐压容器、阀门系统和特殊的生产设备,产品成本较高。

7. 作为气雾剂重要组成部分的抛射剂(主要是氟氯烷烃类)可破坏臭氧层,影响环保,在人体内达到一定浓度具有心脏毒性,如心律失常等。

三、压力定量气雾剂的使用原则

压力定量气雾剂分为传统 pMDI 型和新型共悬浮 pMDI 型,但在使用原则上是相似的。

1. 适用人群　适用于哮喘和慢性阻塞性肺疾病(chronic obstructive pulmonary disease,COPD)等呼吸系统疾病病人。

2. 用药方法

(1)缓慢而深吸气(超过 4~5 秒)有助于吸入更多的药物,提高肺部沉积率、减少口咽部沉积。

(2)揿压装置和吸入药物须同步进行。

(3)每周清洁揿压器,取出喷雾罐,以免打湿,以流动温水冲洗揿压器。

(4)使用后漱口是减少口咽部不良反应发生的有效途径,需向病人反复强调,并教会病人正确的漱口方式。

(5)对于手口协调性差,揿压阀门时难以同步缓慢深吸气的病人,如儿童、老年人等,可将 pMDI 连接到装有单向阀的储雾罐使用。

四、常见压力定量气雾剂举例

硫酸沙丁胺醇气雾剂

沙丁胺醇是一种选择性的短效 β_2 受体激动剂(short-acting beta2-agonist,SABA),主要作用支气管平滑肌上的 β_2 肾上腺素受体,用于缓解哮喘或 COPD 病人(可逆性气道阻塞疾病患者)支气管痉挛及预防运动诱发的哮喘,或过敏原诱发的支气管痉挛。

【制剂原理】

硫酸沙丁胺醇气雾剂,为传统 pMDI 型混悬剂,即固体药物以微粒状态分散在抛射剂中形成混悬液,喷射时随抛射剂挥发药物固体微粒以雾状喷出。活性药物由沙丁胺醇和适量浓度的硫酸合成,抛射剂为四氟乙烷(HFC134a),附加剂由无水乙醇、表面活性剂、油酸 3 部分组成。

【合理用药】

1. 用法用量　用于成人或儿童缓解哮喘急性发作,或预防过敏原或运动引发的症状:以 1 揿作为最小起始量,必要时可增至 2 揿。对于长期治疗者,最大剂量 2 揿 / 次,每日 4 次。

备注:①预防过敏或运动引发的症状,建议在运动前或接触过敏原前 10~15 分钟给药。②本品可借助储雾罐装置对 5 岁以下婴幼儿给药。

2. 给药说明　硫酸沙丁胺醇气雾剂,在第一次使用前或超过 1 周未被使用时,应先向空气中试喷,以见到均匀气雾。具体步骤如下:

(1)打开装置:取下气雾剂吸嘴盖,上下轻摇装置 4~5 次,保证药物充分混合。

(2)调整呼吸:缓慢而深呼气,避免呼气到喷嘴中。

(3)吸入药物:将喷嘴放入口内,并合上嘴唇含住喷嘴;缓慢深吸气后马上揿压装置将药物喷出;吸气末将吸嘴从嘴部移开,屏气 10 秒,然后缓缓呼气。

备注:若需要多吸 1 剂,应等待至少 1 分钟再重做第 2、3 的步骤。

(4)关闭装置:擦拭吸嘴后,盖上吸嘴盖。

3. 注意事项　①本品在每次使用后应深漱口 2~3 次,以免药物残留口腔引起刺激性咳嗽,心动过速、肌肉震颤等不良反应。②药管内有压缩气体,即使是空罐也不可试图将它戳穿或焚烧。

丙酸倍氯米松气雾剂

倍氯米松为人工合成的强效外用糖皮质激素。本品气雾吸入法用于缓解哮喘症状和治疗变应性鼻炎,具有治疗和预防作用。

【制剂原理】

丙酸倍氯米松气雾剂,为传统 pMDI 型混悬剂,即固体药物以微粒状态分散在抛射剂中形成混悬液,喷射时随抛射剂挥发固体微粒药物以雾状喷出。主药为丙酸倍氯米松,抛射剂为四氟乙烷（HFC134a），辅料药包括无水乙醇和薄荷脑等。

【合理用药】

1. 用法用量 成人一般1次喷药0.05~0.1mg（每揿1次约喷出主药0.05mg），每日3~4次。重症病人先用全身性皮质激素控制后再用本品治疗，每日最大量不超过1mg。儿童按年龄给药，每日最大量不超过0.4mg，症状缓解后逐减减量。

2. 给药说明 参考硫酸沙丁胺醇气雾剂。

3. 注意事项 ①本品在每次使用后应漱口2~3次，以免药物残留口腔引起声音嘶哑、咽喉不适、口腔真菌感染等不良反应的发生；②药管内有压缩气体，即使是空罐也不可试图将它戳穿或焚烧。

布地格福吸入气雾剂

布地格福为复方制剂，其活性成分为布地奈德160μg、格隆溴铵7.20μg和富马酸福莫特罗4.80μg。布地奈德是一种吸入用糖皮质激素，格隆溴铵是长效胆碱受体拮抗剂（long-acting antimuscarinic antagonist，LAMA），福莫特罗是长效β₂受体激动剂（long-acting beta2-agonist，LABA）。适用于慢性阻塞性肺疾病的维持期治疗。

【制剂原理】

布地格福气雾剂，属于新型共悬浮pMDI型，是微粉化布地奈德、微粉化格隆溴铵和微粉化富马酸福莫特罗晶体混悬液，在氢氟烷烃（hydrofluoroalkanes，HFA）抛射剂中与喷雾干燥多孔颗粒［由1,2-二硬脂酰-sn-甘油-3-磷酸胆碱（di-stearyl phosphatidylcholine，DSPC）和氯化钙组成］共混。Aerosphere共悬浮递送技术（Aerosphere TM）可提高悬浮药物的稳定性和均质性,在使用期内各组分药物的剂量递送均与目标剂量一致,同时可极大改善因 pMDI 装置操作技术不佳所导致的药物递送不一致的问题,还可提高 pMDI 的肺部沉积率。

【合理用药】

1. 用法用量　本品推荐剂量和最大剂量为每次 2 吸,每日 2 次,仅可通过口吸入服药。若漏服了 1 次用药剂量,应尽快补用,并应按照常规时间使用下一次的剂量,不可以使用双倍剂量来弥补漏服剂量。

2. 给药说明　包括准备、预充、日常使用、清洗 4 个步骤。

本品在第一次使用之前,必须预充吸入器,共需要完成 4 次预充后,剂量计数器指向 "120",表明预充完成,装置可以正常使用。若 7 天不使用本装置,再次使用前需要重新完成 2 次预充。每一次预充步骤为:取下吸嘴盖,直立握住吸入器,与面部保持距离,上下轻摇装置,直到喷雾罐停止移动,按压顶部的中心部位,从吸嘴处释放 1 喷药,顶部计数窗数值相应减少,即完成 1 次预充。

日常使用具体步骤如下:

(1)打开装置:取下吸嘴盖,轻摇装置 4~5 次。

(2)呼吸调整:尽量深呼气,避免呼气到吸嘴中。

(3)吸入药物:保持头部微仰,双唇包住吸嘴,缓慢深吸气的同时,示指向下按压顶部中心位置,直到喷雾罐在揿压器内停止移动,释放出 1 喷药物,然后放开按压手指,依据医嘱使用频次,重复 2~3 步骤,完成吸药次数,每次吸入药物后,计数窗显示剩余药量。

ER4-1　布地格福气雾剂的使用方法

(4)关闭装置:将装置从口部移开,继续屏气

5~10秒,然后恢复正常呼吸,并擦拭吸嘴,盖上吸嘴盖。

3. 注意事项 ①本品在每次使用后应深漱口2~3次,以免药物残留口腔引起刺激性咳嗽、声音嘶哑、口腔真菌感染等不良反应;②本品不适用于治疗急性期的支气管哮喘或COPD急性加重。

ER4-2 压力定量气雾剂的使用方法

第二节 干粉吸入剂

一、干粉吸入剂的定义

干粉吸入剂(dry powder inhaler, DPI)是继定量吸入剂之后研制的一种新型剂型。干粉吸入器内含药物粉剂,不含抛射剂,它利用病人的吸气气流带动药粉进入气道内,沉积在下呼吸道的药物占10%~30%,略高于定量吸入器,能够配合吸气的病人都适用,一般用于4岁以上的病人。

二、干粉吸入剂的特点

1. 干粉吸入剂无抛射剂,具有体积小、携带方便、剂量准确、使用前无须摇匀、手口协同要求低等优点。

2. 因微细颗粒比例偏低,肺部沉积率较低,口咽部沉积率高,具有剂量重复性差、易受湿度影响等缺点,使用中须注意防止药物吸潮。

3. 吸气能力低的病人(如哮喘严重急性发作或极重度气流受限的慢性阻塞性肺疾病病人)难以有效吸入。

4. 不同的 DPI 所需吸气流速不同,见表 4-1。

表 4-1　国内现有 DPI 所需的吸气流速

DPI	最小吸气流速 / (L·min⁻¹)	最佳吸气流速 / (L·min⁻¹)
比斯海乐 ®(Breezhaler®)	50	50
都保 ®	30	60
吸乐 ®	20	30
准纳器 ®	30	>60
易纳器 ®(Ellipta®)	30	60

三、干粉吸入剂的使用原则

1. 适用人群　适用于哮喘和 COPD 等呼吸系统疾病病人。

2. 用药方法

(1)单剂量胶囊型

1)每次使用前须装药,每月需用温水清洗 1 次装置,即打开防尘帽和吸嘴后向上推起刺孔按钮打开基托,以流动温水淋洗吸入器。

2)胶囊应保存在温暖干燥处,以免药物受潮;DPI 装置受潮可能影响内部阻力,使用中要避免向装置孔道内呼气。

(2)多剂量储库型

1)药品储存在吸入器装置内,保持干燥;吸入器装置受潮可能影响内部阻力,使用中要避免对着吸嘴呼气。

2)准备药物的过程须注意保持吸入器装置直立,否则可能导致装入的药物剂量不准确。吸入器装置在第一次使用时需要额外进行装置的初始化。

3）使用此类吸入器装置时须注意不要随意旋转底座，以免浪费药物或干扰药物剂次，剂量指示窗可以显示剩余使用的次数。

（3）多剂量囊泡型

1）药品储存在吸入器装置内，保持干燥；DPI 装置受潮可能影响内部阻力，使用中要避免对着准纳器呼气。

2）使用准纳器时须注意不能随意拨动滑杆，以免浪费药物，剂量指示窗可以显示剩余使用的次数。

因病人吸气的容积大、速度快，有助于提高 DPI 的药物输出率和小颗粒的比例，提高疗效，故所有干粉吸入剂在使用时均须快速用力吸气（2~3 秒内）。此外，漱口是减少 DPI 装置吸入给药后口咽部不良反应发生率的有效途径，须向病人反复强调漱口的重要性，并教会病人正确的漱口方式。

四、常见干粉吸入剂举例

噻托溴铵吸入粉雾剂（单剂量胶囊型）

噻托溴铵是长效胆碱受体拮抗剂，主要适用于 COPD 的维持治疗，包括慢性支气管炎和肺气肿，伴随性呼吸困难的维持治疗及急性发作的预防。

【制剂原理】

噻托溴铵吸入粉雾剂，由吸入装置（Handihaler，即吸乐）和药物胶囊两部分组成。每个剂量的药物与载体粉末被灌封在胶囊中，吸入时采用 Handihaler 装置，通过穿刺的方式将药物与载体粉末从胶囊中释放到装置里，再利用病人吸气时产生的气流将药物吸出,药物在被吸出时须先通过装置中的一个筛网使颗粒分散后再传递至肺部。

【合理用药】

1. 用法用量　推荐剂量为每次使用吸乐装置吸入1粒胶囊(18μg)内容物,每日1次。不应超过推荐剂量使用,噻托溴铵胶囊仅供吸入给药,不得吞服。

2. 给药说明　使用步骤具体如下。

(1)打开装置:打开防尘帽,露出中央室。

(2)准备药物:从泡罩包装中取出1粒胶囊(只在用药前即刻取出),放入中央室,用力合上吸嘴直至听到"咔哒"声。再将旁边的绿色刺孔按钮完全按下1次,然后松开,以刺破胶囊。

(3)呼吸调整:尽量深呼气,避免对吸嘴呼气。

(4)吸入药物:用嘴唇紧紧含住吸嘴,保持头部垂直,缓慢地深吸气,其速率应足以能听到胶囊振动。吸气到肺部全充满时,尽可能长时间地屏住呼吸,同时取出装置。重新开始正常呼吸。

备注:可重复步骤(3)和(4)1次,胶囊中的药物即可完全吸出。

ER4-3　噻托溴铵粉吸入剂的使用方法

(5)关闭装置:再次打开吸嘴,倒出用过的胶囊并弃之。擦拭吸嘴后,关闭吸嘴和防尘帽,将装置保存起来。

3. 注意事项　①本品在每次使用后应深漱口2~3次,以免药物残留口腔引起不良反应;②本品不适用于支气管痉挛急性发作的初始治疗。

马来酸茚达特罗吸入粉雾剂(单剂量胶囊型)

茚达特罗是一种长效β₂受体激动剂(LABA),适用于成人慢性阻塞性肺疾病的维持治疗。

【制剂原理】

马来酸茚达特罗吸入粉雾剂,由吸入装置(Breezhaler,即比斯海乐)和药物胶囊两部分组成。药物胶囊以茚达特罗与溶剂马来酸制备成的茚达特罗盐入药。每个剂量的药物与载体粉末被灌封在胶囊中,吸入时采用比斯海乐装置,通过穿刺的方式将药物与载体粉末从胶囊中释放到装置里,再利用病人吸气时产生的气流将药物吸出,药物在被吸出时须先通过装置筛网使颗粒分散后再传递至肺部。

【合理用药】

1. 用法用量　推荐剂量为每次使用比斯海乐装置吸入 1 粒胶囊(150μg)的内容物,每日 1 次,谨遵医嘱增加剂量。马来酸茚达特罗胶囊仅用于吸入给药,不得吞服。

2. 给药说明　使用步骤具体如下。

(1)打开装置:打开防尘帽和吸嘴,露出中央室。

(2)准备药物:从泡罩包装中取出 1 粒胶囊(只在用药前即刻取出),再放入中央室;用力合上吸嘴直至听到"咔哒"声,再将黄色刺孔按钮完全按下 1 次,然后松开,以刺破胶囊。

(3)呼吸调整:尽量深呼气,并避免对吸嘴呼气。

(4)吸入药物:用嘴唇紧紧含住吸嘴,保持头部垂直,缓慢地深吸气,其速率应足以能听到胶囊振动。吸气到肺部全充满时,尽可能长时间地屏住呼吸,同时取出装置。重新开始正常呼吸。

备注:可重复步骤(3)和(4)1 次,胶囊中的药物即可完全吸出。

(5)关闭装置:再次打开吸嘴,倒出用过的胶囊并弃之。擦拭吸嘴后,关闭吸嘴和防尘帽,将装置保存起来。

3. 注意事项　①本品在每次使用后应深漱口 2~3 次,以免药物残留口腔引起不良反应;②本品不适用于支气管痉挛急性发作的急救治疗。

布地奈德福莫特罗吸入粉雾剂(多剂量储库型)

本品为复方制剂,其组分为布地奈德和富马酸福莫特罗,有3种规格,即布地奈德富马酸福莫特罗吸入粉雾剂:320μg:9μg/吸、160μg:4.5μg/吸和80μg:4.5μg/吸。布地奈德是一种吸入用糖皮质激素(inhaled corticosteroids,ICS),福莫特罗是一种选择性的长效 $β_2$ 肾上腺素受体激动剂,适用于需要联合应用吸入皮质激素和长效 $β_2$ 受体激动剂的哮喘病人的常规治疗,或 FEV_1 ≤预计正常值的50%和伴有病情反复发作的 COPD 病人。

【制剂原理】

布地奈德福莫特罗吸入粉雾剂,是将药粉放入都保装置中,通过激光打孔的转盘精确定量,口器部分的内部结构采用独特的双螺旋通道,使气流在局部形成湍流,有利于药物颗粒的分散,增加微颗粒的输出量和吸入肺部的药量。由于吸气部分结构复杂,装置的内在阻力略高,属中阻力型,吸入药量与吸气流速直接相关。因此,在使用时应尽可能采用快速的峰流速吸气方式吸药。该装置每次使用时药物粉末按体积进行分剂量由病人吸入,储库内的干粉末可能对渗入的水分很敏感,在装置中加入干燥剂可防止外界水分可能造成的不利影响。

本品活性成分为布地奈德和福莫特罗通过不同配比组成的复合物,其干燥粉末颗粒直径小于 10μm。

【合理用药】

1. 用法用量 3种规格均不推荐用于哮喘的初始治疗,其中规格 80μg/4.5μg 不适于严重哮喘的病人,见表4-2。

表 4-2 不同规格布地奈德福莫特罗吸入粉雾剂的适应证和用法用量

规格	适应证	成人		青少年(12~17岁)		儿童(6~11岁)	
		维持治疗	维持、缓解治疗	维持治疗	维持、缓解治疗	维持治疗	维持、缓解治疗
80μg:4.5μg,60吸	哮喘	1~2吸/次,b.i.d.,必要时4吸/次,b.i.d.	1. 维持剂量同前,如为每天2吸,可早晚各1吸,也可在早上或晚上一次吸入2吸。2. 在有症状出现时,额外吸入1吸,数分钟内症状未缓解可追加1吸,但一次加重缓解治疗≤6吸	1~2吸/次,b.i.d.	1. 维持剂量同前,如为每天2吸,可早晚各1吸,也可在早上或晚上1次吸入2吸;2. 在有症状出现时,额外吸入1吸,数分钟内症状未缓解可追加1吸,但一次加重缓解治疗≤6吸	2吸/次,b.i.d.	不建议使用

续表

规格	适应证	成人		青少年(12~17岁)		儿童(6~11岁)	
		维持治疗	维持、缓解治疗	维持治疗	维持、缓解治疗	维持治疗	维持、缓解治疗
160μg:4.5μg, 60吸	哮喘	同上	同上	同上	同上	—	不建议使用
	COPD	2吸/次,b.i.d.	—				
320μg:9μg, 60吸	哮喘	1吸/次,b.i.d., 必要时2吸/次,b.i.d.	—	1吸/次, b.i.d.	—	—	—
	COPD	1吸/次,b.i.d.	—				

2. 给药说明　使用步骤具体如下。

(1)打开装置:旋松并拔出瓶盖,红色旋柄在下方。检查剂量指示窗。

(2)准备药物:垂直拿本品,握住底部红色部分和本品中间部分,向某一方向旋转到底,再向反方向旋转到底,听到"咔哒"一声,提示已上药。

备注:在首次使用一支全新的药品前应对本品先进行初始化。即垂直拿本品,握住底部红色部分和本品中间部分,向某一方向旋转到底,再向反方向旋转到底,听到"咔哒"一声;以上操作再重复一次即完成初始化。

(3)呼吸调整:尽量深呼气,勿对吸嘴部呼气。

(4)吸入药物:双唇完全包住吸嘴,用力且深长地吸气,然后将吸嘴从嘴部移开,继续屏气 5~10 秒后恢复正常呼吸。

(5)关闭装置:用完后用干纸巾擦拭吸嘴,将瓶盖盖紧。

3. 注意事项　本品在每次使用后应深漱口 2~3 次,并将漱口水吐出,以减少药物(尤其是布地奈德)残留口咽部出现的不良反应,如口腔真菌感染、声音嘶哑、咽喉刺激等。

ER4-4　布地奈德福莫特罗吸入剂的使用方法

富马酸福莫特罗粉吸入剂(多剂量储库型)

福莫特罗是一种选择性的长效 β_2 肾上腺素受体激动剂,适用于治疗和预防可逆性气道阻塞。在维持治疗中,本品也适用于作为抗炎药治疗时的附加药物。

【制剂原理】

富马酸福莫特罗粉吸入剂是将药粉放入都保装置中,制剂原理同布地奈德福莫特罗粉吸入剂。

【合理用药】

1. 用法用量　吸入给药时剂量应个体化,尽量使用最低有效剂量。成人常规剂量为 4.5~9μg/ 次,1 日 1~2 次,早晨和 / 或晚间给药。部分病人须增加剂量,可 9~18μg/ 次,1 日 1~2 次,每天最多可吸 36μg。哮喘夜间发作,可于晚间给药 1 次。肝肾功能不全者可使用常规剂量。

2. 给药说明　使用步骤参考布地奈德福莫特罗吸入粉雾剂。

3. 注意事项　①本品在每次使用后应深漱口 2~3 次,以免药物残留口腔引起不良反应;②富马酸福莫特罗粉吸入剂作为 LABA 单一疗法治疗哮喘与哮喘相关死亡风险增加有关。

沙美特罗替卡松吸入粉雾剂(多剂量囊泡型)

本品为复方制剂,其组分为沙美特罗(昔萘酸盐形式)和丙酸氟替卡松。有 3 种规格,即沙美特罗替卡松吸入粉雾剂:50μg：100μg/ 泡、50μg：250μg/ 泡和 50μg：500μg/ 泡。沙美特罗是长效 β₂ 肾上腺素受体激动剂,丙酸氟替卡松是一种合成的吸入用糖皮质激素。3 种规格均适用于可逆性气道阻塞性气道疾病的规律治疗,包括成人和儿童哮喘。其中 50μg：500μg/ 泡规格也适用于 FEV₁/<60% 正常预计值(使用支气管扩张剂前)、有反复急性加重病史且使用常规支气管扩张剂治疗后仍有显著症状的 COPD 病人的对症治疗,包括慢性支气管炎及肺气肿的常规治疗。

【制剂原理】

沙美特罗替卡松吸入粉雾剂,药粉放在准纳器装置中,其基本结构是将药物微粉密封在铝箔条制成的盘状输送带囊泡内,输送带缠绕在一个塑料转盘装置中,并通过转盘输送药物。当操作杆滑动,口器打开时刺破囊泡,药物可随病人吸气动作吸入肺部。每个剂量单位都是单独包装并密封,以确保药品不受温度和湿度的影响,DPI 装置上的计数窗可准确提示病人所剩余的吸药次数,为不同病人提供准确的药物剂量。

【合理用药】

1. 用法用量　其中 50μg∶100μg/ 泡规格不适用于患有重度哮喘的成人和儿童,见表 4-3。

表 4-3　不同规格沙美特罗替卡松吸入粉雾剂的适应证和用法用量

规格	适应证	成人和 ≥ 12 岁者	≥ 4 岁者
50μg∶100μg,60 吸	可逆性气道阻塞性气道疾病,包括成人和儿童哮喘	1 吸 / 次,b.i.d.	1 吸 / 次,b.i.d.
50μg∶250μg,60 吸	可逆性气道阻塞性疾病,包括成人和儿童哮喘	1 吸 / 次,b.i.d.	—
50μg∶500μg,60 吸	哮喘、慢性阻塞性肺疾病	1 吸 / 次,b.i.d.	—

2. 给药说明　使用步骤具体如下。

(1)打开装置:左手持准纳器有剂量指示窗的一面朝上,右手拇指卡住凹槽,完全推开滑盖直至听到"咔哒"声,露出吸嘴部分。

(2)准备药物:将滑杆推到底,直至听到"咔哒"声,此时装置将载入 1 个剂量的药物,吸嘴孔呈打开状态。

(3) 呼吸调整：先握住准纳器并使之远离嘴，在保证平稳呼吸的前提下，尽量呼气，切记不要将气呼入准纳器。

(4) 吸入药物：呼尽气后将吸嘴放入口中，用嘴唇包裹住吸嘴部分，深深地平稳地吸入药物；移开吸嘴，屏住呼吸 10 秒，之后恢复正常呼吸。

(5) 关闭装置：擦净吸嘴，直接合上滑盖，发出"咔哒"声表明关闭，滑动杆将自动复位。

ER4-5　沙美特罗替卡松粉吸入剂的使用方法

3. 注意事项　①本品在每次使用后应深漱口 2~3 次，并将漱口水吐出，以减少或药物（尤其是布地奈德）残留口咽部出现的不良反应，如口腔真菌感染、声音嘶哑、咽喉刺激等；②本品不适用于缓解哮喘急性发作。

氟替美维吸入粉雾剂（多剂量囊泡型）

本品为糠酸氟替卡松、乌美溴铵、维兰特罗组成的复方制剂，其活性成分为糠酸氟替卡松 100μg、乌美溴铵 62.5μg 和三苯乙酸维兰特罗 25μg。糠酸氟替卡松是一种合成的吸入用三氟化糖皮质激素（ICS），乌美溴铵是长效胆碱受体拮抗剂（LAMA），维兰特罗是一种长效 β_2 受体激动剂（LABA）。适用于 COPD 病人的维持治疗，我国《支气管哮喘防治指南（2020年版）》和本品的国外说明书中说明 LABA+LAMA+ICS 复方制剂可用于哮喘的治疗。

【制剂原理】

氟替美维吸入粉雾剂，采用 Ellipta 易纳器实现药物三合一，由吸入装置和药物处方两部分组成，将吸附着药物微粉的乳糖载体分装在给药装置的储药室中，通过病人吸气和装置内部阻力产生湍流使药物以气溶胶的形式被吸入肺内。每个剂量均采用双层铝箔单独封装,使药物的防潮性能得到了极大的改善;同时,药物在生产时已精确标定单份剂量并制成胶囊,可保证剂量准确。

【合理用药】

1. 用法用量　本品仅用于经口吸入。每天同一时间使用,每次 1 吸,每日 1 次,每日不得超过 1 次。

2. 给药说明　使用步骤具体如下。

(1)打开装置:左手持准纳器有剂量指示窗的一面朝上,右手拇指完全推开滑盖直至听到"咔哒"声,露出吸嘴部分。

(2)呼吸调整:先将易纳器远离口鼻,尽量深呼气,切记不要呼气到易纳器内。

(3)吸入药物:双唇完全包住吸嘴,用力且深长地吸气,然后将吸嘴从嘴部移开,尽可能久地屏住呼吸(至少 3~4 秒),再恢复正常呼吸。

备注:使用过程中,请勿用手指堵住通气孔。

(4)关闭装置:直接合上滑盖,发出"咔哒"声表明关闭,滑动杆将自动复位。

3. 注意事项　①每次使用本品后用清水漱口咽部 2~3 次,并将漱口水吐出,以减少或减轻药物(尤其是糠酸氟替卡松)残留口腔引起的不良反应;②本品不能作为急救药物使用。

ER4-6　氟替美维吸入粉雾剂的使用方法

糠酸氟替卡松维兰特罗吸入粉雾剂(多剂量囊泡型)

本品为糠酸氟替卡松和维兰特罗组成的复方制剂,有 2 种规格:100μg/25μg［糠酸氟替卡松 100μg、三苯乙酸维兰特罗

(以维兰特罗计)25μg]、200μg/25μg［糠酸氟替卡松 200μg、三苯乙酸维兰特罗(以维兰特罗计)25μg]。糠酸氟替卡松是一种合成的吸入用三氟化糖皮质激素,维兰特罗是一种长效 β_2 受体激动剂。适用于①成人哮喘病人的维持治疗,包括规律吸入糖皮质激素,并"按需"吸入短效 β_2 受体激动剂治疗控制不佳的成人哮喘病人;②慢性阻塞性肺疾病,100μg/25μg 适用于吸入支气管扩张剂后 FEV_1 占正常预计值百分比<70%,且规律应用支气管扩张剂治疗情况下,仍有急性加重史的成人 COPD 病人的维持治疗。

【制剂原理】

糠酸氟替卡松维兰特罗吸入粉雾剂,由吸入装置(易纳器)和药物处方两部分组成,将吸附着药物微粉的乳糖载体分装在给药装置的储药室中,通过病人吸气和装置内部阻力产生湍流使药物以气溶胶的形式被吸入肺内。每个剂量均采用双层铝箔单独封装,使药物的防潮性能得到了极大的改善;同时,药物在生产时已精确标定单份剂量并制成胶囊,可保证剂量准确。

【合理用药】

1. 用法用量　①治疗哮喘:成人每次吸入本品 100μg/25μg,每日 1 次。最大推荐剂量可考虑增加至 200μg/25μg,每日 1 次。对于需要吸入中低剂量糖皮质激素并联用 LABA 等的成人,应考虑使用 100μg/25μg 作为起始剂量,如果治疗控制欠佳,再考虑增加剂量至 200μg/25μg。需注意,对于重度或重度肝功能不全者最大剂量为 100μg/25μg。②治疗 COPD:成人每次吸入本品 100μg/25μg,每日 1 次,但 200μg/25μg 规格不适用于此类病人。

2. 给药说明　使用步骤参考氟替美维吸入粉雾剂。

3. 注意事项　①每次使用本品后用清水漱口咽部 2~3 次，并将漱口水吐出，以减少或减轻药物（尤其是糠酸氟替卡松）残留口腔引起的不良反应；②本品不用于急性哮喘症状和 COPD 急性加重的治疗。

第三节　软雾吸入剂

一、软雾吸入剂的定义

软雾吸入剂（soft mist inhaler, SMI）指用压缩空气或惰性气体作动力，以非金属喷雾器将药液喷出的剂型，该剂型又称气压制剂，是一种手持式、无抛射剂、多剂量的新型吸入制剂。

二、软雾吸入剂的特点

1. 具有携带方便、喷雾速度慢、喷雾持续时间长、口咽部沉积少、细粒子量占比大、用药剂量小、不受湿度影响的优点。

2. 使用过程中，吸气须同步驱动，故对于手口协调不佳者一般不作为首选。

三、软雾吸入剂的使用原则

1. 适用人群　适用于哮喘和 COPD 等呼吸系统疾病的病人。

2. 用药方法

(1)缓慢而深吸气(超过 4~5 秒)有助于吸入更多的药物，提高肺部沉积率、减少口咽部沉积。

（2）揿压装置和吸入药物须同步进行。

（3）使用后漱口是减少口咽部不良反应发生的有效途径，需向病人反复强调，并教会病人正确的漱口方式。

四、常见软雾吸入剂举例

噻托溴铵喷雾剂

本品主要成分为噻托溴铵（2.5μg×60 揿），为长效胆碱受体拮抗剂，用于慢性阻塞性肺疾病及相关呼吸困难的维持治疗，可改善 COPD 病人的生活质量，减少 COPD 急性加重。

【制剂原理】

噻托溴铵喷雾剂是一种新型环保的无推进剂吸入装置，依靠 180 度转动其底座产生的弹簧机械动力可将 15μl 的内置药物溶液推送至单向阀喷嘴系统，产生两股特殊交叉角度喷射的液体，从而缓慢形成一团直径在 2.0~5.8μm 的微细雾化颗粒的"软雾"。该装置的"软雾"新特性能让病人（尤其是手口协调性不佳的老年人和幼儿）从容地吸入雾化的细颗粒。

【合理用药】

1. 用法用量　每次 2 揿，每日 1 次。一个药用剂量为 2 揿。自初次使用本品三个月后，即使药物尚未用完也应当丢弃。

2. 给药说明　使用本品前分两个步骤，即药品插入＋初次使用前准备和日常使用。

（1）药品插入及初次使用前准备具体如下。

1) 药品插入:①盖上防尘帽,按下保险扣,拔出透明底座;②将药瓶细小的一端插入吸入器,直到发出"咔哒"声后,使其良好对位,轻轻将药瓶抵紧,使其完全进入;③重新安装透明底座。

备注:药瓶一旦插入吸入器后就不要再将其拆下。

2) 初次使用前准备:①手持吸入装置至直立位,盖上绿色防尘帽。按标签上红色箭头所示方向将透明底座旋转半周,直到其发出"咔哒"声。②将绿色防尘帽充分打开。③将吸入装置指向地面,按下药物释放按钮。盖上绿色防尘帽。重复①②③步骤,直到可以喷出水雾,再重复一次①②③步骤,即完成吸入器使用前的准备。

(2) 日常使用方法具体如下。

1) 打开装置:直立位手持噻托溴铵喷雾剂装置,盖上绿色防尘帽,按标签上红色箭头所示方向将透明底座旋转半周,直到发出"咔哒"声。再将防尘帽充分打开,并发出"啪嗒"声响。

2) 调整呼吸:缓慢而充分地呼气。

3) 吸入药物:双唇含住吸嘴末端,吸入装置指向咽喉后部,用嘴缓慢地深吸气同时按下释放按钮,然后继续缓慢而尽可能长时间地吸气,并尽可能久地屏住呼吸(10秒),再恢复正常呼吸。

备注:使用过程中,不要堵住通气孔。再重复步骤1)、2)、3),共吸入2揿以达到一个完整剂量。

(3) 关闭装置:盖上绿色防尘帽,下次使用前再打开吸入装置。

ER4-7　噻托溴铵喷雾剂的使用方法

ER4-8　软雾吸
入剂的使用
方法

备注：如超过 7 日未使用，应先朝地上释放
1 揿，如超过 21 日未使用须重复初次使用前准备
步骤，均需看到水雾。

3. 注意事项　①每次使用本品后用清水漱
口咽部 2~3 次，并将漱口水吐出，以减少或减轻
药物残留口腔引起的不良反应；②本品不能用作
支气管痉挛急性发作的抢救治疗药物使用。

第五章
皮肤给药剂型

　　皮肤给药剂型分为局部作用的传统制剂和现代经皮递药系统。经皮递药系统或称经皮治疗制剂系指药物以一定的速率透过皮肤经毛细血管吸收进入全身血液循环的一类制剂。前者包括软膏剂、乳膏剂、凝胶剂、凝胶贴膏、涂剂、喷雾剂等，主要发挥局部作用；后者一般指贴剂，既可以起局部治疗作用，也可以起全身治疗作用。

第一节　贴　剂

一、贴剂的定义

　　贴剂系指原料药与适宜的材料制成的供粘贴在皮肤上可产生全身或局部作用的一种薄片状制剂。一般由背衬层、含药基质、压敏胶和防粘层等数层组成。贴剂可分为3种，即黏胶分散型、储库型和周边黏胶型。其中透皮贴剂可起全身作用，为经皮治疗缓控释制剂。该制剂经皮肤敷贴方式给药，药物透过皮肤经毛细血管吸收进入全身血液循环达到有效血药浓度，并在各组织或病变部位起治疗或预防疾病的作用，为一些慢性疾病和镇痛的治疗及预防提供一种简单、方便和行之有效的给药方式。

二、贴剂的特点

1. 可避免口服给药可能发生的肝脏首过效应和胃肠灭活，其中透皮贴剂可维持恒定的最佳血药浓度或生理效应，疗效持久、恒定。

2. 减少胃肠给药的副作用，降低不良反应发生率。

3. 延长有效作用时间，减少用药次数，一般是每日 1 次，个别贴剂药效可持续 1 周，大大提高病人依从性。

4. 通过改变给药面积调节给药剂量，减少个体间差异，且病人可以自主用药，也可以随时停止用药。

三、贴剂的使用原则

1. 适用人群　①老年人、婴儿及不宜口服者；②用药依从性差者。

2. 用药方法　贴剂具体粘贴部位主要取决于贴剂里所含药物的作用方式。对于作用于局部的贴剂，要选择贴在病患处；一些作用于全身的贴剂，是需要药物被吸收进入身体后才发挥作用的，如芬太尼透皮贴剂，其敷贴部位首选上臂外侧。不同身体部位皮肤的渗透性也有差异，通常人体各部位皮肤渗透性大小顺序为耳后＞腋窝区＞头皮＞手臂＞腿部＞胸部。

3. 注意事项

(1) 作用于局部病患的贴剂，应贴在病患处。要吸收后发挥全身作用的，应贴在最容易吸收的部位。通常为上臂的内外侧、大腿内外侧、胸背部、腹部。除肚脐贴外，禁贴肚脐。

(2) 贴之前应做好该部位的清洁，若有毛发，应该剪掉。要注意避免刮伤该部位皮肤,若存在皮肤破损,请更换其他地方。

(3)除需要局部作用的贴剂外,贴剂应注意更换粘贴的合适位置,以减少皮肤的不适反应。

(4)贴剂与片剂、胶囊剂一样,也有使用剂量的规定。其中透皮贴剂不得随意剪开使用。

四、常见贴剂举例

芬太尼透皮贴剂

芬太尼作为一种合成的纯阿片受体激动剂,其药理作用与吗啡等阿片类药物相似,主要作用于 μ 阿片受体,产生中枢性镇痛作用,较吗啡有更强的镇痛效力和更快的起效时间,其镇痛效力为吗啡的 100 倍。芬太尼透皮贴剂可用于治疗中度到重度慢性疼痛以及那些只能依靠阿片样镇痛药治疗的难以消除的疼痛,如中重度癌痛。芬太尼透皮贴剂具有无创给药、血药浓度平稳、长效镇痛 72 小时、吸收不受胃肠道状态的影响、代谢产物无活性等特点。适用芬太尼透皮贴剂的优选人群包括不能或不愿经口服给药的人群、中重度肝肾功能不全的人群、恶性肠梗阻人群、口服阿片类药物出现不可耐受的严重恶心及呕吐的人群、顽固性便秘及慢性便秘的人群等。

【制剂原理】

芬太尼具有低分子量和高脂溶性的特点,其皮肤渗透率是吗啡的 40 多倍,仅需少量的芬太尼就能透过皮肤止痛,且在经皮渗透过程中不会出现生物转化,因此适宜制成透皮贴剂用于临床。芬太尼的释放速率可保持恒定,该速率由异分子聚合物释放膜及芬太尼透皮的速率所决定。芬太尼透皮贴剂在 72 小时的用药期间可持续、系统地释放芬太尼,使用后芬太尼的血清浓度逐渐升高,在 12~24 小时内达到稳定,24~72 小时内达峰值。在取下透皮贴剂后,血清芬太尼浓度逐渐下降,在大约 17小时内下降 50%。本药血药浓度与透皮贴剂的大小成正比,同时随着皮肤温度升高而升高。当皮肤温度升至 40℃时,血清浓度可提高约 1/3。

【合理用药】

1. 用法用量　芬太尼透皮贴剂应在打开密封袋后立即使用,使用时需要手掌用力按压 2 分钟,以确保贴剂与皮肤完全接触,尤其应注意其边缘部分。芬太尼透皮贴剂可以持续贴敷 72小时,在更换贴剂时,同时应更换贴剂粘贴的部位,几天后才可在相同的部位上重复使用。其初始剂量应根据病人阿片类药物应用史,包括对阿片类药物的耐受性决定,同时应考虑病人的一般情况,未使用过阿片类药物的病人应以芬太尼透皮贴剂的最低剂量 25μg/h 为起始剂量。对于使用过阿片类药物的病人应按照等效剂量将口服或肠外给药转为应用芬太尼透皮贴剂。

2. 给药说明　芬太尼透皮贴剂是一种全身作用的药物,不属于局部作用贴剂,不需要贴于疼痛部位。芬太尼为脂溶性药物,建议贴在毛细血管丰富或脂肪组织较丰富、容易吸收的部位。芬太尼透皮贴剂应在躯干或上臂未接受刺激及未受辐射的平整皮肤表面上贴用,最好选择无毛发的部位。敷贴部位首选上臂外侧,其他可选择的敷贴部位还包括上臂内侧、腹部(肚脐禁贴)、前胸、后背、大腿外侧、内侧等。

3. 注意事项

(1)在使用前可用清水清洗贴用部位,不能用肥皂、油性洗剂或其他有机溶剂,因其可能会刺激皮肤或改变皮肤的性质。

使用本品前皮肤应保持干燥。

（2）发热可增加贴片中芬太尼的释放及皮肤通透性，故使用透皮贴剂时不得贴近发热物体。

（3）不能将贴剂切割或以任何方式损坏，如损坏不应继续使用。

可乐定透皮贴剂

可乐定是一种中枢性 α 肾上腺素受体激动剂，它可通过降低人体交感神经的活性起到降压和减慢心率的作用，同时可通过调控去甲肾上腺素功能，促使前额皮质恢复抑制控制功能，从而达到改善注意力和学习能力的作用。临床可用于治疗高血压、偏头痛、痛经及绝经潮热、发声与多种运动联合抽动障碍（又称图雷特综合征）、注意缺陷多动障碍等临床疾病。

可乐定的不良反应较轻微，最常见的（其出现与剂量相关）是口干（大约 40%）、瞌睡（大约 33%）、头晕（大约 16%）、便秘（大约 10%）。

可乐定透皮贴剂的规格不同，其适应证不同。规格为 1mg/ 片的可乐定透皮贴剂用于青少年发声与多种运动联合抽动障碍。规格为 2.5mg/ 片的可乐定透皮贴剂用于高血压。

【制剂原理】

可乐定分子量为 230，具有低分子量的特点，适宜制成经皮给药制剂。可乐定透皮贴剂是通过皮肤经毛细血管吸收进入全身血液循环并达到有效浓度，最终产生全身或局部治疗作用的一类新型药剂，其不经过肝脏首过效应和胃肠道的破坏，可提高生物利用度、提供较长的作用时间、降低药物毒副作用、维持稳定持久的血药浓度、减少给药次数、提高治疗效果。

【合理用药】

1. 用法用量 外用、敷贴。使用前先用清水洗净敷贴部位,然后将贴剂敷贴于已洗净、干燥的贴用部位,并用手轻压以确保贴剂黏附牢固。青少年病人用药应从 1.0mg/(片·d) 的小剂量开始,按体重逐渐增加给药剂量,最大剂量不得超过 2.0mg/ 片 × 3 片。20kg< 体重 ≤40kg,使用 1 000μg/ 片;40kg< 体重 ≤60kg,使用 1 500μg/ 片;体重>60kg,使用 2 000μg/ 片,均为每周更换 1 次。

2. 给药说明

(1)敷贴部位:①背部肩胛骨下(首选);②上胸部;③耳后乳突或上臂外侧等无毛完好皮肤处。

(2)每 7 日更换 1 次。更换新贴剂即更换新的贴用部位,以利于皮肤呼吸,从而降低药物对皮肤的刺激性。

(3)进餐与否不影响本品的贴用。

(4)换下旧贴剂时,将贴剂对折,弃于儿童、动物触及不到的地方。

3. 注意事项

(1)从事危险活动,如操作机器或开车的病人应注意可乐定可能存在的镇静作用。该镇静作用可因同时使用酒精、巴比妥酸盐或其他镇静药而增强。

(2)贴用本品时可以沐浴,但不可长时间浸泡或搓洗贴药部位以防贴剂脱落。

罗替高汀透皮贴剂

罗替高汀是一种较新型的治疗帕金森病的药物,属于非麦角类选择性多巴胺受体激动药(D_3、D_2、D_1),作用机制为通过刺激体内的多巴胺受体并模拟神经递质多巴胺而起作用。与麦角类化合物相比,罗替高汀对 5-HT$_{2B}$ 受体的亲和力非常低,因此引起纤维化的危险低。与其他非麦角类多巴胺激动剂相比,罗替高汀具有显著的 D$_1$ 活性,可促成更强的生理作用。罗替高汀独特的作用机制,对于早期帕金森病,可以采用单药治疗方案。罗替高汀透皮贴剂用于治疗早期帕金森病以及晚期帕金森病的辅助治疗。

【制剂原理】

罗替高汀分子量为315,具有低分子量的特点,有较好的皮肤渗透性。罗替高汀静脉给药时,半衰期短;皮下注射及经皮制剂给药的生物利用度较高。当制成贴剂时,会产生持续释放的作用。罗替高汀透皮贴剂采用硅酮基质体系,可在 24 小时内保持药物持续、稳定地递送,对帕金森病治疗具有重要意义。罗替高汀制成透皮贴剂具有以下优势:可连续、持续地释放治疗药物,消除首过效应,提供稳态的血药水平,避免对多巴胺受体的脉冲式刺激,延缓神经元的变性;减少口服药物治疗的突然"中断"状态;增加病人的依从性和看护者的方便性。

【合理用药】

1. 用法用量　1 日 1 次,每日应在同一时间使用。早期帕金森病的病人给药剂量:起始剂量为 2mg/24h,然后每周增加 2mg/24h,直至有效剂量,最大剂量可达 8mg/24h。伴波动现象的晚期帕金森病的病人给药剂量:起始剂量为 4mg/24h,然后每周增加 2mg/24h,直至有效剂量,最大剂量可达 16mg/24h。

2. 给药说明

(1)敷贴部位:腹部、大腿、臀部、侧腹、肩部或上臂处,敷贴部位皮肤表面应洁净、干燥、完整健康。

（2）将本品在皮肤上保留 24 小时,然后在皮肤的另一部位更换一张新的贴剂。如果病人忘记在每日的用药时间更换或贴剂脱落,应在当天剩余时间内应用一张新的贴剂。

3. 注意事项

（1）应逐渐停药,日剂量每隔 1 天降低 2mg/24h 较为适宜,直至完全停药。

（2）不得将贴剂剪开或分成小片使用。

（3）避免 14 天内在同一部位重复应用。

（4）不得贴于发红、受刺激或破损的皮肤。

（5）由于贴剂含有金属铝,如要接受磁共振成像（magnetic resonance imaging,MRI）检查或心脏复律（cardioversion）前,必先移除贴剂,以免因电流通过所产生的热力烧伤贴剂所贴的皮肤。

ER5-1　贴剂的
使用方法

第二节　贴 膏 剂

一、贴膏剂的定义

贴膏剂是指可粘在皮肤上,药物可产生全身性或者局部作用的一种薄片状制剂。该制剂有背衬层、有（或无）控释膜的药物贮藏库、粘贴层及保护层。贴膏剂根据剂型特点可分为橡胶贴膏（原橡胶膏剂）、凝胶贴膏（原巴布膏剂或凝胶膏剂）。

二、贴膏剂的特点

1. 不经过肝脏代谢和胃肠道的破坏,可提高疗效。

2. 减少胃肠给药的副作用,降低不良反应的发生率。

3. 延长有效作用时间,减少用药次数,一般是每日 1 次,大大提高了病人依从性。

4. 减少因口服、注射给药带来的个体差异。

5. 通过改变给药面积调节给药剂量,减少个体间差异,且病人可以自主用药,也可以随时停止用药。

三、贴膏剂的使用原则

1. 选用皮肤完整处敷贴。

2. 如制剂中采用乙醇等溶剂,过敏者慎用。

3. 贴膏剂一般应密封贮存。

四、常见贴膏剂举例

氟比洛芬凝胶贴膏

氟比洛芬是一种丙酸类非甾体抗炎药,具有镇痛、消炎解热的功效,口服用药对胃肠刺激性较大。临床用于治疗类风湿关节炎、骨关节炎、强直性脊椎炎等疾病,相较于传统的非甾体抗炎药而言,其具有高效、低毒、副作用低、耐受性好的优点。

【制剂原理】

氟比洛芬凝胶贴膏将活性组分氟比洛芬溶解于溶剂和促渗剂中,储药层的基质中不含水分,可提高药物的稳定性。氟比洛芬凝胶贴膏能通过缓慢释放明胶酶,促进氟比洛芬的释放,防止药物在敷贴后期释放过慢而导致贴膏药效持续时间有限。凝胶贴膏将药物与合适的亲水性基质均匀混合后涂布于背衬材料表面,其相较于传统的橡胶贴膏而言,具有更好的亲和性、渗透性、耐汗性和重复粘贴性,同时对皮肤无明显的致敏性和刺激性,敷贴舒适性好,且有利于促进所含药物的渗透和吸收,因此,凝胶贴膏是目前氟比洛芬经皮给药的主要药物剂型。贴膏黏附性适宜,贴于皮肤不易掉落,在揭去贴剂时不损伤皮肤。

【合理用药】

1. 用法用量　1日2次,贴于患处。

2. 注意事项　勿应用于破损的皮肤及黏膜;勿应用于皮疹部位。开启后请闭合开启口的拉锁。

利多卡因凝胶贴膏

利多卡因为酰胺类中效局部麻醉药,可以用于局部镇痛,具有麻醉强度大、起效快、弥散广、穿透力强的特点。利多卡因凝胶贴膏虽然在经皮给药时血药浓度较低,但其药物释放速度也较慢。临床可用于缓解带状疱疹后遗神经痛。

【制剂原理】

该凝胶贴膏具有利多卡因的局部麻醉作用,且具有载药量大的特点,能均匀附着于黏膜,并能延缓药物释放,减慢黏膜对药物的吸收,使药物作用时间延长。

【合理用药】

1. 用法用量　外用、敷贴。严格按照处方量敷贴,即每次同时使用贴膏,最多使用不得超过3贴,24小时内累计使用贴膏时间不得超过12个小时。

2. 给药说明　一定注意要敷贴于没有破损的皮肤处,覆盖疼痛最严重的区域。可根据疼痛部位、面积大小,使用利多卡因凝胶贴膏,用剪刀将贴膏剪成小块使用,既不浪费药物又能使药物发挥最大作用。

3. 注意事项

（1）避开溃疡、瘢痕、患有皮肤病处的皮肤，防止引起不良反应。

（2）本品遇湿后会失去黏性。避免接触水，例如沐浴或游泳。

曲安奈德新霉素贴膏

曲安奈德新霉素贴膏中的曲安奈德外用有抗炎、抗过敏及止痒作用，为肾上腺皮质激素类药，能消除局部非感染性炎症引起的发热、发红及肿胀；曲安奈德新霉素贴膏中的硫酸新霉素为氨基糖苷类抗生素，对葡萄球菌属（甲氧西林敏感株）、棒状杆菌属、大肠埃希菌、克雷伯菌属、变形杆菌属等肠杆菌科细菌亦有良好作用。曲安奈德新霉素贴膏用于局限性神经性皮炎、慢性湿疹，也可用于小面积的银屑病。

【制剂原理】

曲安奈德新霉素贴膏为橡胶贴膏。每片中主药含曲安奈德、硫酸新霉素，辅料包括橡胶、松香、锌钡白、氧化锌等。药品性能较稳定。

【合理用药】

1. 用法用量　外用，贴于患处。用于湿疹：紧敷于患处，约3日换1次，皮损消退后再巩固治疗1~2周。

2. 注意事项

（1）不得用于皮肤破溃处及毛发部位。

（2）对急性、亚急性炎症及渗出糜烂性皮肤病禁用。

（3）对橡胶膏过敏者不宜敷贴。

ER5-2　贴膏剂的使用方法

第三节　洗　剂

一、洗剂的定义

洗剂系指用于清洁无破损皮肤或腔道的液体制剂。分散介质为水和乙醇。按分散系统可分为溶液型、乳状液型及混悬型。

二、洗剂的特点

洗剂有消毒、消炎、止痒、收敛、保护等局部作用。洗剂中的水分或乙醇在皮肤上蒸发，有冷却和收缩血管的作用。

三、洗剂的使用原则

1. 适用人群　有皮肤或局部病的病人。

2. 用药方法　如为混悬型洗剂，用前须充分摇匀，涂抹患处。

3. 注意事项　一般不用于皮肤破损或有渗液的部位。

四、常见洗剂举例

炉甘石洗剂

炉甘石洗剂为淡粉色混悬液，放置后会沉淀，但经振摇后，应成为均匀的混悬液，可用于治疗急性瘙痒性皮肤病、各种皮疹，如荨麻疹、痱子、湿疹等，用药后可能引起短暂的轻微疼痛，不宜用于有渗液的皮肤。炉甘石洗剂的主要成分是炉甘石，炉甘石是中国传统中药,主要成分为碳酸锌,其功能是解毒明目退翳、收湿止痒敛疮。在皮肤科使用本品有收敛、止痒、抑菌和轻度防腐等作用。

【制剂原理】

炉甘石洗剂是一种外用混悬剂,常用炉甘石和氧化锌组方,加入保湿剂甘油等添加剂,加水研磨后得到。根据临床需求,产品还可稀释一定倍数后使用。

【合理用药】

1. 用法用量 局部外用。用时摇匀。取适量涂于患处,每日 2~3 次。

2. 注意事项 不能用于皮肤破损或有渗液的部位及毛发部位。避免接触眼睛和其他黏膜(如口、鼻等)。用药部位如有烧灼感、红肿等情况应停药,并将局部药物洗净,必要时向医师咨询。

杀菌止痒洗剂

杀菌止痒洗剂是一种局部作用的外用制剂,具有清热解毒、杀虫止痒等疗效,可用于滴虫性、真菌性、非特异性阴道炎及外阴瘙痒症所致的带下量多、阴痒等。

【制剂原理】

杀菌止痒洗剂是由黄柏、苦参、蛇床子、土茯苓、苍术、冰片6 种中药配制而成,其中冰片具有抗菌、清热生肌、开窍醒脑的功效,外用副作用较小。本制剂对阴道无刺激作用。

【合理用药】

1. 用法用量 外用。将本品摇匀后,用温开水稀释到5~10 倍浓度,冲洗或坐浴。病重者可加大剂量,也可用涂有药液的药棉直接置于患处,一般应保持药液在 5 分钟以上。每日

1~2 次,5~7 日为 1 个疗程。

2. 给药说明　根据病情或可不稀释后使用。禁止内服。

3. 注意事项

(1)切勿接触眼睛、口腔等黏膜处。

(2)皮肤破溃处禁用。

(3)经期、妊娠期禁用。

甲硝唑氯己定洗剂

甲硝唑氯己定洗剂为一种用于细菌、滴虫、真菌引起的各种阴道炎的抗微生物制剂。

【制剂原理】

甲硝唑氯己定洗剂属于阴道冲洗药物,主要成分为甲硝唑、葡萄糖酸氯己定,辅料有聚山梨酯 80、乙醇等,pH 5.4~6.6,性质温和,刺激性低,生物黏附性高,药物作用持续时间较长,除菌作用好,具有较好的稳定性。

【合理用药】

1. 用法用量　阴道冲洗。1 次 50ml,1 日 2 次,7~10 日为 1 个疗程。

2. 给药说明　每次冲洗时,需要取 50ml 药液,仔细倒入包装当中附带的 50ml 灌洗器内,拧上导管之后将药液摇匀。接下来使用者需要取仰卧位,同时把臀部垫高,将灌洗器上面的导管轻轻插入阴道内,深度为 7~8cm,后缓慢把其中的药液挤入阴道内,等 3~5 分钟后即可起身倾出。

ER5-3　洗剂的
使用方法

3. 注意事项

(1)使用该药物应注意避开经期。

(2)仅供阴道给药,切忌口服。

第四节 凝 胶 剂

一、凝胶剂的定义

凝胶剂系指药物与能形成凝胶的辅料制成溶液、混悬或乳状液型的稠厚液体或半固体制剂。除另有规定外,凝胶剂限局部用于皮肤及体腔,如鼻腔、阴道和直肠等。凝胶剂分型有乳胶剂、胶浆剂、混悬型凝胶剂。乳状液型凝胶剂称为乳胶剂;由高分子基质(如西黄蓍胶等)制成的凝胶剂称为胶浆剂;小分子无机药物(如氢氧化铝)的小粒子以网状结构存在于液体中形成的凝胶剂属两相分散系统,称为混悬型凝胶剂。

二、凝胶剂的特点

1. 具有良好的组织相容性,易被病人接受。
2. 具有水溶性特点,局部给药后不妨碍皮肤正常功能。
3. 外用时易于涂展和洗除,无油腻感。给药后附着性强,不污染衣物,对皮肤和黏膜无刺激性。
4. 滞留时间长,具有良好的释药性。
5. 润滑作用差。
6. 易失水和霉变。

三、凝胶剂的使用原则

1. 用药方法 按给药途径给药。
2. 注意事项 注意保存条件,避免霉变、失水。

四、常见凝胶剂举例

苦参凝胶

苦参具有抗菌消炎的作用,对痤疮丙酸杆菌、金黄色葡萄球菌、大肠埃希菌均有抑制作用,能利尿、抗过敏、镇痛、平喘、祛痰。苦参凝胶是一种包含苦参提取物的凝胶,具有抗菌祛湿、清热解毒、杀虫止痒的功效,能够快速抑制致病菌增殖,保持和修复局部微生态平衡,提升阴道的免疫力。用于赤白带下、滴虫性阴道炎及阴道真菌感染等妇科慢性疾病。

【制剂原理】

苦参凝胶是由苦参总碱和基质卡波姆制备而成的阴道用凝胶制剂,为棕色透明胶冻状半固体水溶性凝胶,pH 为 6~8,具有与黏膜黏附力强的优点,因而可延长苦参总碱在阴道中的滞留时间,从而提高其疗效。

【合理用药】

1. 用法用量　外用。每晚 1 支,注入阴道深处(用配套的助推器)。

2. 给药说明　使用时,先洗净双手和外阴,取下塑料管前端的保护帽(不要丢弃),然后将前段注满凝胶的塑料管缓慢而轻柔的推入阴道深处(建议 1/3~2/3 的药支长度进入即可),然后用示指或中指套住保护帽,插入塑料管膨大的后端,慢慢推动内置推杆,将凝胶缓缓送入阴道深处。

3. 注意事项　经期停用。

雌二醇凝胶

妇女进入绝经期后或在病理状况下,体内卵巢功能逐渐减退,雌激素分泌减少,垂体和卵巢间的激素水平逐渐失去平衡,部分病人会产生一系列以自主神经功能为主要表现的内分泌紊乱,出现如潮热、失眠、出汗、阴道干涩、生殖器萎缩、骨质疏松等症状,适量补充雌激素能改善上述症状。雌二醇凝胶为一种雌激素外用制剂,用于治疗雌激素缺乏引起的各种症状,尤其适用于与绝经有关的症状。

【制剂原理】

雌二醇凝胶经皮肤给药,药物透过皮肤进入血液循环,可避免肝脏首过效应,减少用药剂量,克服口服制剂引起的胃肠道副作用及对肝脏的损伤,同时也可避免以高浓度经门脉系统进入肝脏,使血清雌二醇/雌酮比例更接近于绝经前水平,从而有利于维持血清雌激素的生理性。

【合理用药】

1. 用法用量　为管状凝胶。平均剂量为每天一计量尺,即2.5g 凝胶(以雌二醇计 1.50mg),每个月使用 24~28 天。如果感到本药物作用太强或太弱,医生可以根据个体情况,略微调整给药方案。若与激素药物(孕激素)联合使用,至少最后 12 天联用。本品疗程为每个月 24~28 天,医生可以对疗程作适当调整。

2. 给药说明

(1)本品经皮肤给药,将药物涂抹于较大面积的皮肤上(胳膊、臀部的上部、腹部下部、腰部、大腿上部)。

(2)本药品可以在早晨或晚上使用。

3. 注意事项

(1)治疗过程中停止用药阶段可能会出现与月经相似的阴道出血,此少量出血属于正常情况。若出现大量或不规则出血,请及时就医。

(2)药物不应涂抹在乳房和黏膜区域。

(3)若忘记用药,请勿私自增加剂量以补偿遗漏的剂量。按照处方剂量继续治疗。

异维 A 酸凝胶

异维 A 酸是维生素 A 的衍生物,具有缩小皮脂腺组织、抑制皮脂腺活性、减少皮脂分泌、减轻上皮细胞角化及毛囊皮脂腺口的角质栓塞,并抑制痤疮丙酸杆菌生长繁殖的作用。近来研究还表明,本药可调控与痤疮发病机制有关的炎症免疫介质以及选择性地结合维 A 酸核受体而发挥治疗作用。目前是治疗痤疮的一线药物,尤其对于治疗中重度的结节囊肿性和聚合性痤疮有良好疗效。异维 A 酸凝胶适用于局部寻常痤疮、粉刺的治疗。

【制剂原理】

异维 A 酸凝胶是一种外用制剂。以卡波姆为凝胶基质的异维 A 酸凝胶剂药物皮肤滞留量高于以羟丙甲基纤维素为凝胶基质的凝胶剂。以卡波姆为凝胶基质的异维 A 酸凝胶剂,使用薄荷脑为促渗剂释放效果好于使用氮酮为促渗剂。

【合理用药】

1. 用法用量　每天 1~2 次,涂少量于患处。

2. 给药说明

(1)用药前应清洁皮肤,待其干燥后再用药。

(2)该药至少持续用药 6~8 周才能见到疗效。

3. 注意事项

(1)避免涂抹于嘴唇、口、眼睛、鼻角或其他黏膜部位。

(2)异维 A 酸见光不稳定,易分解成皮肤刺激性更强的维 A 酸,引起皮肤刺激性。用药期间注意防晒,避免太阳光及日光灯的照晒。

ER5-4　凝胶剂
的使用方法

第五节　软膏剂

一、软膏剂的定义

软膏剂系指药物与油脂性或水溶性基质混合制成的具有一定稠度的均匀半固体外用制剂。根据常用基质分为油脂性、水溶性和乳剂型基质。因原料药在基质中分散状态不同,分为溶液型软膏剂、乳剂型软膏剂和混悬型软膏剂。

二、软膏剂的特点

1. 润滑性好,无刺激性,涂于皮肤上能形成封闭性油膜,促进皮肤水合作用。

2. 皮肤保护、软化作用强,不易长菌。

3. 较稳定,可与多种药物配伍。

4. 油腻性大、疏水性强,释药性能差,不适用于有多量渗出液的创面,不易用水洗除。

三、软膏剂的使用原则

均匀涂布,避免用于有多量渗出液的创面。

四、常见软膏剂举例

莫匹罗星软膏

莫匹罗星又名假单胞酸 A,是荧光假单胞菌培养液中产生的一种代谢物质,与其他抗生素无交叉耐药性,其抗菌作用的主要机制在于抑制细菌体内蛋白质合成。莫匹罗星软膏是一种比较理想的皮肤表面抗菌制剂,临床主要用于预防和治疗革兰氏阳性球菌引起的皮肤细菌感染疾病,如脓疱病、疖肿、毛囊炎等原发性皮肤感染,及湿疹合并感染、溃疡合并感染、创伤合并感染等继发性皮肤感染疾病。

【制剂原理】

莫匹罗星是一种新型局部外用抗生素,莫匹罗星对高温、酸、碱不稳定,具有 pH 依赖性,通过将莫匹罗星与纤维素衍生物、聚乙二醇 400 和聚乙二醇 3350 制成软膏,可以使得到的莫匹罗星软膏具有良好的稳定性,保证药物疗效,同时制得的软膏稠度适宜、均匀、细腻、易涂展,病人依从性良好。

【合理用药】

1. 用法用量　应外用,局部涂于患处。必要时,患处可用敷料包扎或敷盖。每天 3 次,5 天 1 个疗程。

2. 注意事项

(1)仅供皮肤给药,避免用于眼、鼻、口等黏膜部位。

(2)避免与其他乳液、乳霜或软膏类产品同时混用,避免因稀释药物而影响疗效。

他克莫司软膏

他克莫司是一种钙调磷酸酶抑制剂,已被证实可以抑制 T 淋巴细胞活化。此外,他克莫司可以抑制皮肤肥大细胞和嗜碱性粒细胞内已合成介质的释放,下调朗格汉斯细胞表面 FCERI 的表达。他克莫司软膏可用于特应性皮炎短期或间歇性长期治疗,适用于因潜在危险而不宜使用传统疗法,或对传统疗法反应不充分,或无法耐受传统疗法的中到重度特应性皮炎病人。

【制剂原理】

他克莫司的分子量较环孢素小,易渗入皮肤,适宜制成经皮给药制剂。一般采用 5% 碳酸丙烯酯作为溶剂、透皮促进剂。

【合理用药】

1. 用法用量　成人:0.03% 或 0.1% 他克莫司软膏,在患处皮肤涂上一薄层,轻轻擦匀,并完全覆盖,1 天 2 次,持续至特应性皮炎症状和体征消失后 1 周。儿童:0.03% 他克莫司软膏,在患处皮肤涂上一薄层,轻轻擦匀,并完全覆盖,1 天 2 次,持续至特应性皮炎症状和体征消失后 1 周。

2. 给药说明　0.03% 和 0.1% 的他克莫司软膏均可用于成人,但只有 0.03% 的他克莫司软膏可用于 2 岁及以上儿童。

3. 注意事项

(1)封包疗法可能会促进全身性吸收,其安全性未进行过评价。他克莫司软膏不应采用封包敷料外用。

(2)不要将他克莫司软膏用于 2 岁以下的儿童。

(3)短期应用。必要时可间断性重复使用,不要长期连续应用他克莫司软膏。

（4）只在湿疹受累的皮肤区域应用。

（5）下列情况应尽快向医生报告：用他克莫司软膏后症状恶化、皮肤感染、治疗6周后症状未改善。

（6）用前洗手。非手部用药，用后用肥皂和水洗手，这样可以清除手上残留的药物。

（7）在刚刚使用后不要泡澡、淋浴或游泳。

（8）如果要用保湿剂，请在用他克莫司软膏后再用。

（9）在治疗期间不要用紫外线治疗。要限制阳光暴露，即使皮肤上没有药物。治疗区要避免接触到阳光。

（10）不要用绷带、衣服或缚裹包住治疗区的皮肤，可以穿正常的衣物。

（11）要避免将软膏弄进眼睛或嘴巴中。

尿素软膏

尿素软膏为皮肤外用药，能使皮肤角蛋白溶解变性，增进角质层的水合作用，使皮肤软化，从而使角质软化和溶解，减轻皮肤皲裂症状。尿素软膏无毒、无刺激性、无致敏性，具有抗菌作用，并可止痒和促进肉芽组织生长，显著增加皮肤角质层的含水量并提高角质层的水分保持能力，从而使皮肤柔软，防止皲裂，临床主要适用于皮肤角化症、手足皲裂、鱼鳞病等。

【制剂原理】

尿素软膏是一种水包油型制剂，采用乳化法制备，所采用的O/W乳剂型基质不阻止皮肤表面分泌物的分泌和蒸发，对皮肤正常功能影响较小，对药物的释放和透皮吸收较快，具有易于涂布、易于洗除的特点。

【合理用药】

1. 用法用量 外用,涂擦于洗净患处,一日 1~3 次。

2. 注意事项 避免接触眼睛,如涂擦部位出现烧灼感、瘙痒、红肿等,应及时停药,洗净。

ER5-5 软膏剂的使用方法

第六节 乳 膏 剂

一、乳膏剂的定义

药物溶解或分散于乳剂型基质中形成的均匀半固体外用制剂称为乳膏剂,属于软膏剂中的一种。乳剂型基质的主要组成分为油相、水相和乳化剂。

二、乳膏剂的特点

不妨碍皮肤分泌物的分泌和水分蒸发,对皮肤正常功能影响较小。

三、乳膏剂的使用原则

均匀涂布,避免用于有多量渗出液的创面。

四、常见乳膏剂举例

卤米松乳膏

卤米松为强效糖皮质激素,是一种外用糖皮质激素类药物。

其卤素基团增强了药物与靶细胞组织的亲和力,药物分子通过与甾体受体结合,可改变与湿疹相关超敏蛋白的表达,也可作用于炎症细胞及溶酶体,调节炎症反应。卤素可增强抗炎效果,缩短治疗疗程,进一步降低对人体的副作用。临床上主要用于对皮质类固醇治疗有效的非感染性炎症性皮肤病,如脂溢性皮炎、接触性皮炎、特应性皮炎、局限性神经性皮炎、钱币状皮炎和寻常性银屑病等。

【制剂原理】

卤米松在碱性条件下稳定性较差,同时又具备极易氧化的理化性质,在高温下不稳定。通过采用特定的抗氧化剂如抗坏血酸棕榈酸酯,可以有效避免卤米松乳膏中活性成分的氧化变质,提高了制剂的质量和稳定性。

【合理用药】

1. 用法用量　以薄层涂于患处,并缓和地摩擦,依症状每日 1~2 次。对于疗效欠佳或症状较顽固的病人,可短时湿包。对于掌趾部皮损或明显肥厚、症状顽固者,可采用封包疗法。

2. 注意事项　避免长期连续使用。密封性包扎应限于短期和小面积皮肤。慎用于面部或其他皮肤破损的部位。

夫西地酸乳膏

夫西地酸对与皮肤感染有关的各种革兰氏阳性球菌,尤其对葡萄球菌高度敏感,对耐药金黄色葡萄球菌也有效,与其他抗生素无交叉耐药性。夫西地酸是一种甾体结构的抗菌药物,具有抑菌和免疫调节双重功效。夫西地酸可用于治疗脓疱疮、疖、痈、甲沟炎、创伤感染、须疮、汗腺炎、红癣、毛囊炎、寻常痤疮等。

【制剂原理】

夫西地酸有较强的脂溶性,能穿透各种生物屏障,组织渗透能力极好,在皮肤病理状态下,易渗透入皮肤深层,进入感染病灶清除细菌。还能消除细菌所致的组织水肿、渗出、变性和坏死等炎症反应。夫西地酸适宜制成外用制剂使用。

【合理用药】

1. 用法用量　本品应局部涂于患处,每日 2~3 次。

2. 注意事项　长期或反复使用夫西地酸可增加抗生素耐药风险。

硝酸咪康唑乳膏

咪康唑是人工合成的 1- 苯乙基咪唑衍生物,是一种高效、安全、广谱抗真菌药,对致病性真菌几乎都有作用,其机制是抑制真菌细胞膜的固醇合成,影响细胞膜通透性,抑制真菌生长,导致死亡。在 4μg/ml 以下的浓度可抑制大部分临床分离的真菌,其中新型隐球菌、念珠菌和皮肤癣菌对本品均敏感,皮炎芽生菌和组织胞浆菌对本品高度敏感。另外,咪康唑对金黄色葡萄球菌和链球菌及革兰氏阳性球菌和炭疽菌等也有抗菌作用。硝酸咪康唑乳膏用于皮肤真菌感染,包括由皮真菌、酵母菌及其他真菌引起的皮肤、指(趾)甲感染,如体股癣、手足癣、花斑癣、头癣、须癣、甲癣;皮肤、指(趾)甲念珠菌病;口角炎、外耳炎。由于本品对革兰氏阳性菌有抗菌作用,可用于此类细菌引起的继发性感染,由酵母菌(如念珠菌等)和革兰氏阳性细菌引起的阴道感染和继发感染。

【制剂原理】

咪康唑口服吸收差,而皮肤等组织渗透性好,适宜制成外用制剂。制剂采用相近比例的水相混合物、油相混合物,并加入较大比例的分散剂。该乳膏长期贮藏性质稳定,质地均匀细腻,易于涂布,且涂布后具有良好的保湿效果,可降低乳膏对皮肤的损伤。

【合理用药】

1. 用法用量

(1)皮肤感染:外用,涂搽于洗净的患处,早晚各 1 次,症状消失后(通常需 2~5 周)应继续用药 10 日,以防复发。

(2)指(趾)甲感染:尽量剪尽患甲,将本品涂搽于患处,1 日 1 次,患甲松动后(约需 2~3 周)应继续用药至新甲开始生长。确见疗效一般需 7 个月左右。

(3)念珠菌阴道炎:每日就寝前用涂药器将药膏(约 5g)挤入阴道深处,必须连续用 2 周。月经期内也可用药。二次复发后再用仍然有效。

2. 注意事项

(1)极少数病人可能有灼烧和刺激感,偶见皮肤过敏,若有上述不良反应应停药。

(2)避免接触眼睛和其他黏膜(如口、鼻等)。

(3)治疗念珠菌病,须避免密封包扎,否则可促使致病菌生长。

(4)咪康唑乳膏鉴于局部给药的全身吸收有限,因此具有临床意义的药物互相作用非常罕见。口服抗凝剂(如华法林)的病人应慎用,并监测抗凝效应。咪康唑类药物与其他药物如口服降血糖药或苯妥英钠同时服用,可增加其他药物的作用及副作用,应慎用。

ER5-6 乳膏剂的使用方法

(5)由于咪康唑乳膏的成分可使乳胶制品如避孕隔膜、避孕套等破损,故应避免与此类产品接触。

第七节　膏　药

一、膏药的定义

膏药是中药外用的一种,是将药材、食用植物油与红丹(铅丹)或官粉(铅粉)炼制成膏料,摊涂于裱背材料上制成的外用制剂。早在晋代葛洪所著的《肘后备急方》中已有油、丹熬炼而成"膏"的记载,古称薄贴,用植物油或动物油加药熬成胶状物质,涂在布、纸或皮的一面,可以较长时间地贴在患处,主要用来治疗疮疖、消肿痛等。目前中医临床及民间仍然广泛使用膏药。

二、膏药的特点

1. 传统膏药是中医药学中一个重要组成部分,有着悠久的发展历史和极为丰富的内容,具有便于携带、使用方便、简单易行、安全可靠、任意调配、副作用小、疗效显著等优点。

2. 传统膏药基质中含有铅,被人体吸收后损害健康,用完丢弃可造成环境污染。

3. 膏药受温度影响较大,温度较低不容易熔化吸收,温度太高容易出现熔流,导致药物流失并可污染衣物被褥。

4. 膏药异味较重,使用时有较强的异物感,且贴敷处容易出现过敏现象。

三、膏药的使用原则

1. 适用人群　①骨和关节有疾病的病人;②局部皮肤肌肉

疼痛的病人；③运动损伤病人。

2. 用法用量 选取适宜膏药贴于患处。

3. 注意事项 ①膏药不宜贴于眼睛、鼻子周围以及汗毛或体毛较多部位；②伤口红肿热痛、脓成不溃者可选用拔毒膏，如腐烂化脓则不建议使用膏药；③运动损伤后不宜立即贴上具有活血化瘀的膏药；④膏药一般贴敷时间不超过 24 小时；⑤膏药应密闭、置阴凉处贮藏。

四、常见膏药举例

云南白药膏

云南白药膏具有活血散瘀、消肿止痛、祛风除湿的功效。有研究表明，云南白药膏具有明显的镇痛作用，且可以降低血浆内皮素 -1、血清肿瘤坏死因子 -α、血清白介素 -6 水平。用于跌打损伤、瘀血肿痛、风湿疼痛等症。

【制剂原理】

云南白药膏中含有制草乌、重楼和制雪上一枝蒿，上述中药均有毒性，生品不易内服，炮制品内服也有中毒的风险，制作成膏药可以大大减少中毒风险，且作用病患局部起效快。本品辅料中加入了溶剂油，可以促进药物透皮，加入氧化锌可以有效降低过敏率。

【合理用药】

1. 用法用量 将皮肤洗净擦干，去掉防粘层，贴在痛处。

2. 给药说明 ①每次贴敷时间少于 12 小时，使用中如发生皮肤发红、瘙痒等轻微反应时可减少粘贴时间；②皮肤破损处不宜使用；③孕妇禁用。

3. 注意事项　本品辅料中加入了溶剂油和氧化锌,对二者过敏者不宜使用。

麝香壮骨膏

麝香壮骨膏具有镇痛、消炎的功效。有研究表明,该药具有抗炎镇痛作用,其机制可能与抑制炎症反应并降低核因子表达有关。用于风湿痛、关节痛、腰痛、神经痛、肌肉酸痛、扭伤、挫伤。

【制剂原理】

麝香壮骨膏组成为八角茴香、山奈、生川乌、生草乌、麻黄、白芷、苍术、当归、干姜、人工麝香、薄荷脑、樟脑、冰片、水杨酸甲酯、盐酸苯海拉明、硫酸软骨素,为中西药合方制剂。方中生川乌、生草乌为大毒中药,不宜内服,但二者有较好的祛风湿止痛功效,故制成膏药可局部迅速发挥作用,且避免了口服容易中毒的缺点。

【合理用药】

1. 用法用量　外用,贴患处。将患处皮肤表面洗净,擦干,撕去覆盖在膏布上的隔离层,将膏面贴于患处的皮肤上。天冷时,可辅以按摩与热敷。

2. 给药说明　①本品药物组成多为热性中药,风湿热痹、关节红肿热痛者不宜使用;②皮肤破损处不宜使用。

3. 注意事项　本品基质为橡胶、松香,对二者有皮肤过敏者不适宜使用。

祛风湿膏

祛风湿膏具有祛风除湿、散寒止痛的功效。用于风湿肢体筋骨痹通。

【制剂原理】

祛风湿膏组成为生附子、生草乌、桂枝、白芷、苍术、松香、水菖蒲、生半夏、姜黄、生天南星、紫荆皮、冰片、续断、骨碎补、丁香。方中生附子、生草乌、生天南星均为大毒中药，不宜内服，但上述中药有较好的祛风湿止痛功效，故制成膏药可局部迅速发挥作用，且避免了口服容易中毒的问题。

【合理用药】

1. 用法用量   用鲜姜擦患处，将膏药加温软化贴于患处。

2. 给药说明   ①皮肤破损者禁用；②孕妇禁用。

ER5-7 膏药的使用方法

3. 注意事项   本制剂作用于局部，且部分药物具有灼伤皮肤的可能，部分糖尿病病人对温度感知能力减弱，故糖尿病病人慎用。

第六章
眼用制剂

　　眼用制剂系指直接作用于眼部发挥治疗作用的无菌制剂。眼用制剂主要用于消炎、杀菌、散瞳、治疗青光眼、降低眼压等。眼用制剂可分为眼用液体制剂(滴眼剂、洗眼剂、眼内注射溶液等)、眼用半固体制剂(眼膏剂、眼用乳膏剂、眼用凝胶剂等)、眼用固体制剂(眼膜剂、眼丸剂、眼内插入剂等)。目前,眼用制剂中 90% 以上是溶液型滴眼剂和眼膏剂。

第一节　滴　眼　剂

一、滴眼剂的定义

　　根据《中华人民共和国药典》(以下简称为《中国药典》)中的定义,滴眼剂系指由原料药与适宜辅料制成的供滴入眼内的无菌液体制剂。可分为溶液、混悬液或乳状液。

二、滴眼剂的特点

　　1. 眼用药物以局部应用为好。全身给药时,因为血管壁的通透性及血液循环抑制,某些药物转运到眼部达不到有效的治疗浓度,导致作用减弱或根本无作用;局部应用眼药,既可充分发挥药效,又能节省资源。

2. 滴眼剂给药简单经济,有些药物通过眼黏膜吸收的效果与静脉注射相似。

3. 滴眼剂可避开肝脏首过效应。

4. 常用滴眼剂在眼部滞留时间短,影响药效,可通过增加滴眼剂黏度,增大药物在眼部的滞留时间,延长药效。

5. 滴眼剂眼部容量小,药物剂量损失大。

三、滴眼剂的使用原则

1. 适用人群   眼部有疾患的病人。

2. 用药方法

(1)使用前:每次使用滴眼剂前,应检查药品有无异常。正常情况下,滴眼剂应无变色、无变浑、无絮状物或其他浊物,否则应立即丢弃。

(2)滴药前:滴眼药水之前要清洁双手。

(3)滴药过程中:①注意瓶口不要接触到眼睛或睫毛,以免污染药品;滴眼药水时,应把头向后仰或平躺,用拇指和示指轻轻地将下眼睑向下拉,形成小囊。②将滴管接近眼睑,但不要触及,滴入处方规定的滴数,然后轻轻闭上眼睛,尽量不要眨眼,用一个手指轻轻按压鼻侧眼角 1~2 分钟,防止药液从眼睛表面通过鼻泪管流进鼻子和嗓子,然后用干净的纸巾将多余的药液擦去。

(4)滴药后:应上下转动眼球,同时轻轻按住鼻侧眼角泪囊处,避免眼药水经由鼻泪管流失并引起全身副作用。

3. 注意事项

(1)在滴眼药水的整个过程中,不要用手触碰瓶口,瓶口也不触及眼部,以保持瓶口干净。使用眼药水时一般不可佩戴隐形眼镜,用药至少 15 分钟后再戴。双眼都需要滴药时,应先滴健眼,后滴患眼。

(2)使用两种滴眼液的话,两种滴眼液的使用间隔时间最好在 5~10 分钟。可以先用刺激性弱的滴眼液,再用刺激性强的滴眼液。

(3)滴眼液开瓶后,有效期是不等同于使用期的。开瓶后滴眼液存放太久,滴眼液内的液体就会挥发,药物浓度随之改变,还有滋生细菌和病原微生物的可能。所以对于已开瓶的滴眼液,一般使用期限为 30 天。

(4)使用后,如果有感到视力变差、刺激、痒或灼热等不适症状,请马上停用,并及时告知医师或药师。

四、常见滴眼剂举例

玻璃酸钠滴眼液

玻璃酸钠滴眼液作为人工泪液的 1 种,适用于伴随下述疾患的角结膜上皮损伤:干燥综合征、斯约二氏综合征、干眼综合征等内因性疾患;手术后、药物性、外伤、佩戴隐形眼镜等导致的外因性疾患。玻璃酸钠滴眼液主要成分是玻璃酸钠,相当于人工泪液,其分子内有众多的水分子,具有较好的储水和保水作用,可以减缓和阻止水分子丢失,增加组织的保湿性。

【制剂原理】

玻璃酸钠滴眼液局部用药后,不被全身吸收,无明显的全身毒性反应。玻璃酸钠滴眼液可覆盖痛觉感觉器,并具有保湿润滑、抗炎和促修复等作用,可缓解药物所致的眼局部刺激,并可形成网状透气膜,但不影响角膜细胞氧的代谢,使病人感觉舒适。玻璃酸滴眼液含有玻璃酸的钠盐,是一种存在于眼部和身体其他一些部分的天然物质。玻璃酸是一种与黏蛋白(1 种泪液成分)化学结构、分子量和流变学性质都相似的物质。因为它的黏弹性,眼睛可以保持润滑。另外,玻璃酸的水结合容量可以保持眼睛表面的湿润。

玻璃酸钠是一种大分子黏多糖,不宜在室温下长期保存,制备成滴眼液多次滴用后易被污染长菌。某些厂家在玻璃酸钠滴眼液中加入抑菌剂,如某品牌多剂量玻璃酸钠滴眼剂,含抑菌剂的 0.1% 玻璃酸钠 5ml;或采用单剂量包装,如某品牌不含防腐剂的 0.1% 和 0.3% 玻璃酸钠 0.4ml;有的产品采用了特殊的无菌装置。

【合理用药】

1. 用法用量   一般 1 次 1 滴,1 日滴眼 5~6 次,可根据症状适当增减。一般使用 0.1% 浓度的玻璃酸钠滴眼液,重症疾患以及效果不明显时使用 0.3% 的玻璃酸钠滴眼液。

2. 给药说明   滴眼时注意不要将滴眼瓶瓶口部与眼接触,用后请盖紧瓶盖,以免溶液受到污染。

3. 注意事项   玻璃酸钠滴眼液不含防腐剂或少量防腐剂,其安全性比较大,相对而言可以使用较长时间,但不建议长期频繁使用,其含有的防腐剂会对眼睛造成刺激,即使不含防腐剂也可能会干扰正常泪液的分泌。

左氧氟沙星滴眼液

左氧氟沙星滴眼液是一种抗生素滴眼液,用于治疗眼睑炎、睑腺炎、泪囊炎、结膜炎、角膜炎以及用于眼科围手术期的无菌化疗法。左氧氟沙星通过抑制细菌 DNA 旋转酶（拓扑异构酶Ⅱ）及拓扑异构酶Ⅳ的活性，从而阻碍细菌 DNA 的合成。左氧氟沙星的抗菌谱较为广泛，体外试验结果显示，其对葡萄球菌属、包括肺炎球菌的链球菌属、细球菌属、肠球菌属、棒状杆菌属等革兰氏阳性菌，以及包括铜绿假单胞菌的假单胞菌属、流感嗜血杆菌、莫拉菌属、沙雷菌属、克雷伯菌属、变形杆菌属、不动杆菌属、肠杆菌属等革兰氏阴性菌具有较强的抗菌作用。

【制剂原理】

左氧氟沙星滴眼剂可以分为普通滴眼剂与缓释滴眼剂。普通滴眼剂一般以注射用水为溶剂，加入适量的防腐剂，再以氢氧化钠调节至适宜的 pH。普通滴眼剂在滴眼后易被泪液稀释，并很快从泪道排出，因而其生物利用度低，作用时间短暂，须反复频繁给药。左氧氟沙星缓释滴眼液以聚乙烯吡咯烷酮（polyvinyl pyrrolidone，PVP）为载体，流动性小，具有一定的黏度，滴眼后可在眼球表面形成一层薄膜，药物缓慢释放，且药物浓度不随滴加时间长短而急剧下降，达到缓释的目的，并且无眼膏剂的滑腻感及模糊视力。而另一种以玻璃酸钠为载体，以羟苯乙酯作防腐剂，以氯化钠调节等渗配制而成的左氧氟沙星滴眼液，玻璃酸钠能明显延长泪膜破裂时间，缓解病人眼部干涩痒痛等症状，减少用药次数，起到增稠作用。玻璃酸钠是一种高分子多糖，具有高度黏滞性、可塑性、渗透性和良好的生物相容性，可作为滴眼剂的增稠剂和润滑剂，可延长药液在角膜前表面的停留时间，增加药物的吸收，提高疗效，减少用药次数，具有良好的缓释性能和抗菌效果，同时，其保湿性和润滑性还可明显改善眼部的干涩症状，改善滴眼液的物理性能，使眼部对主药有良好的适应性。

【合理用药】

1. 用法用量　①一般 1 天 3 次,每次滴眼 1 滴,根据症状可适当增减;②角膜炎急性期治疗以 0.3% 浓度的左氧氟沙星滴眼液每 15~30 分钟滴眼 1 次,对严重的病例在开始 30 分钟内每 5 分钟滴眼 1 次,病情控制后逐渐减少滴眼次数。

ER6-1　左氧氟沙星滴眼液的使用方法

2. 给药说明　参照滴眼剂的用药方法。

3. 注意事项　治疗细菌性角膜炎可以推荐使用高浓度抗菌药物滴眼剂。

妥布霉素地塞米松滴眼液

妥布霉素地塞米松滴眼液为复方制剂,其组分为妥布霉素和地塞米松,适用于眼科手术前、后预防,治疗感染与炎症反应:严重的细菌性结膜炎、角膜炎、泪囊炎与化学灼伤等。妥布霉素为氨基糖苷类抗菌药物,作用机制是与细菌核糖体 30S 亚单位结合,抑制细菌蛋白质的合成。妥布霉素对大肠埃希菌、产气肠杆菌、克雷伯菌、奇异变形杆菌、某些吲哚阳性变形杆菌、铜绿假单胞菌、某些奈瑟菌、某些无色素沙雷菌和志贺菌等革兰氏阴性菌有抗菌作用。地塞米松为肾上腺皮质激素类药,具有抗炎、抗过敏作用,能抑制结缔组织增生,降低毛细血管壁和细胞膜的通透性,减少炎性渗出量,抑制组胺及其他毒性物质的形成和释放。

【制剂原理】

以美国产的某妥布霉素地塞米松滴眼液为例,该药为混悬性滴眼液。地塞米松为难溶性药物,溶解度小,可以用超微粉碎颗粒(5~10μm)直接制备眼用混悬液。相较于普通溶液型滴眼剂,混悬型滴眼剂具有药物颗粒可在角膜前囊滞留,增加与角膜的接触时间,从而提高药效的优势。混悬型滴眼剂常用的助悬剂包括卡波姆、羟丙基甲基纤维素(hydroxypropyl methyl cellulose,HPMC)、聚乙烯醇(polyvinyl alcohol,PVA)、PVP 等。该处方中加入了黄原胶作为助悬剂。在 pH 为 5~6 时,黄原胶可与妥布霉素相互作用使制剂黏度降低,易于制剂制备和给药;而与眼部接触后,离子作用减小、黏度增加,从而延长药物在角膜前的滞留时间,提高生物利用度。

【合理用药】

1. 用法用量 每 4~6 小时 1 次,每次 1~2 滴妥布霉素地塞米松滴眼液(5ml:妥布霉素 15mg 与地塞米松 5mg)滴入结膜囊内。在最初 1~2 天剂量可增加至每 2 小时 1 次。根据临床征象的改善逐渐减少用药的频度,注意不要过早停止治疗。第一次开处方不能超过 20ml 滴眼液。

2. 给药说明 本品为混悬液,请摇匀后使用。

3. 注意事项 ①如果使用后出现视力模糊,病人须等待至视力清楚才能驾驶或操作机器。②治疗眼部感染或炎症期间不建议佩戴隐形眼镜(软性或硬性)。佩戴隐形眼镜时勿使用本品;使用本品后 15 分钟内勿佩戴隐形眼镜。③使用糖皮质激素与抗生素混合制剂有可能发生二重感染,尤其长期使用糖皮质激素,可导致眼压升高,角膜可发生真菌感染。

ER6-2 滴眼剂的使用方法

第二节　眼用凝胶剂

一、眼用凝胶剂的定义

眼用凝胶剂系指由药物与适宜辅料制成无菌凝胶状的眼用半固体制剂。

二、眼用凝胶剂的特点

1. 眼用凝胶剂是一种特殊的固体,具有特殊的触感,而且像液体那样透明,比滴眼液的浓度要高。其黏度大,易与泪液混合。

2. 附着力强,不易流出,有良好的生物相溶性,刺激性小。

3. 通常为黏稠的半固体状态,可增加药物与患处的接触时间。

4. 可延长药物作用时间、减少给药频次等。

5. 用药期间眼睛不会模糊,使用方便。

三、眼用凝胶剂的使用原则

1. 适用人群　眼部有疾患的病人。

2. 用药方法

(1)在使用眼用制剂前,应洗净双手,防止交叉感染;注意药瓶前端不能触及手、眼皮、睫毛等任何部位,以免污染药品。

(2)拧开眼用凝胶瓶盖,正确放置盖子,避免污染。

(3)取仰卧或坐位,头稍后仰,眼向上看。以左眼为例:左手中指轻轻按住左侧鼻梁与眼内角之间的部位(防止凝胶过早排入鼻道进入口腔),同时示指轻轻将下眼皮拉提成袋状。

(4)右手持凝胶瓶,距离眼眶约 1~2cm 处(注意不要触碰眼皮和睫毛,以防感染),垂直滴入 1~2 滴药液。

(5)轻提上眼睑,使药液充分分布于结膜囊内,松开下眼睑,闭目休息 1~2 分钟(注意不要用力闭眼,以免药液流失)。

(6)不要来回眨眼,手指轻轻按压眼内眦(眼内角鼻泪管处)至少 1 分钟,以免药液经鼻泪管流入鼻腔,减少药物可能引起的全身反应。

(7)用清洁纱布拭去流出的药液。

3. 注意事项

(1)尽量避免同时使用两种不同的滴眼制剂,如果临床必需,两者之间至少应间隔 10 分钟以上。

(2)一般开封后,使用不超过 28 天。

四、常见眼用凝胶剂举例

更昔洛韦眼用凝胶

更昔洛韦是一种 $2'$- 脱氧鸟嘌呤核苷酸的类似物,可抑制疱疹病毒的复制,其作用机制如下:更昔洛韦首先被巨细胞病毒(cytomegalovirus,CMV)$UL97$ 基因编码的蛋白激酶同系物磷酸化成单磷酸盐,再通过细胞激酶进一步磷酸化成二磷酸盐和三磷酸盐。更昔洛韦一旦形成三磷酸盐,能在 CMV 感染的细胞内持续数天。更昔洛韦的三磷酸盐被认为能通过以下方式抑制病毒的 DNA 合成:竞争性地抑制病毒 DNA 聚合酶;共同进入病毒 DNA 内,从而导致病毒 DNA 延长的终止。更昔洛韦眼用凝胶适用于单纯疱疹病毒性角膜炎。

【制剂原理】

由于更昔洛韦分配系数较低,严重限制了其作为水溶液形式的应用,使用须频繁给药,且在眼深部组织中难以达到有效浓度。目前文献报道的更昔洛韦眼用凝胶一般为 pH 敏感型眼用凝胶,pH 敏感型眼用凝胶是利用体内外 pH 的不同而发生相转化,溶液在 pH 低时黏度很低,当与泪液接触(pH 为 7.2~7.4)后几秒钟内便形成凝胶,发生这种变化的聚合物分子中均含有大量的可解离基团,其胶凝行为是电荷间的排斥作用导致分子链伸展与相互缠结的结果。此类聚合物主要是聚丙烯酸类,以卡波姆为代表。卡波姆在酸性条件下溶于水而形成低黏度的液体,当 pH 增大时,聚合物的黏度急剧增大,发生相变形成凝胶。更昔洛韦眼用凝胶以卡波姆、1,2- 丙二醇、甘油为辅料,更昔洛韦为主药。以适宜浓度氢氧化钠将更昔洛韦溶解,混合卡波姆基质后,调 pH 至 8,使药物稳定。由于为眼用凝胶,因此要考虑其渗透压的影响,以氯化钠作为渗透压调节剂。

【合理用药】

ER6-3　更昔洛韦眼用凝胶的使用方法

1. **用法用量**　外用,涂入结膜囊中;1 次 1 滴 0.15% 更昔洛韦眼用凝胶,1 日 4 次,疗程 3 周。

2. **给药说明**　参照眼用凝胶的用药方法。

3. **注意事项**　治疗过程中可能发生短暂的眼痒、灼热感、针刺感及轻微视力模糊,但很快消失,不影响治疗。

硫酸阿托品眼用凝胶

硫酸阿托品眼用凝胶药理作用机制为竞争性拮抗乙酰胆碱

或胆碱受体激动药对 M 胆碱受体的激动作用。在眼组织中,其阻断 M 胆碱受体,因而使瞳孔括约肌和睫状肌松弛,形成扩瞳。适用于为虹膜睫状体炎、检查眼底前的散瞳、验光配镜时屈光度检查前的散瞳。

【制剂原理】

1% 的硫酸阿托品滴眼液局部点眼,易流入泪囊吸收,会造成全身皮肤潮红、皮疹、红斑、口干、心悸等副作用,严重者可出现中毒症状,特别是儿童易中毒。将滴眼液改为凝胶,药物的流动性降低,大大延长了药物在眼部的滞留时间,不仅可改善疗效,缩短达到作用峰值的时间,还可以减少药物流入泪囊吸收,减轻阿托品的副作用和中毒反应。亲水性生物黏附凝胶(bioadhesive hydrogel)是一类由高分子聚合物为基质的半固体制剂,这类高分子聚合物能与覆盖在角膜和结膜黏膜表面的黏蛋白形成较强的非共价键结合,载药凝胶可较长时间地滞留在黏膜表面,从而使药物在眼部的生物利用度提高,并且可减少因全身吸收而引起的毒副作用。用于制备生物黏附凝胶基质的亲水性高分子聚合物主要有纤维素类,如 HPMC、PVA、高分子量聚乙二醇(polyethylene glycol, PEG)等。透明质酸(hyaluronic acid, HA)载水量大,且能与细胞膜结合,是性能优良的天然聚合物。壳聚糖作为眼用凝胶的成分能增加溶液黏度,并与黏膜阴离子相互作用,降低鼻泪管引流导致的药物清除,延长角膜前药物滞留时间。硫酸阿托品眼用凝胶以 HPMC 作为药物载体制备,HPMC 作为增稠剂可增加处方黏度,滴眼后与角膜前覆盖的黏糖蛋白结合,延长药物与眼部接触时间,延缓药物的释放,起到缓释的作用,同时由于 HPMC 具有极高的亲水性,药物可以很快从基质中释放出来,保持局部用药的特点。

【合理用药】

1. 用法用量　1 次 1 滴 1% 的硫酸阿托品眼用凝胶,滴于结膜囊内,1 日 3 次。

2. 给药说明　参照眼用凝胶剂的用药方法。

3. 注意事项　阿托品类扩瞳药对正常眼压无明显影响,但对眼压异常或窄角、浅前房的病人应用后可使眼压明显升高,并有激发青光眼急性发作的危险。故对这类病人和 40 岁以上的病人不应用阿托品滴眼。

马来酸噻吗洛尔滴眼液(Timoptic-XE 凝胶液)

噻吗洛尔是一种非选择性 β 肾上腺能受体拮抗剂,没有明显的内源性拟交感活性和局部麻醉作用,对心肌无直接抑制作用。马来酸噻吗洛尔滴眼剂对高眼压病人和正常人均有降低眼压的作用,适用于原发性开角型青光眼和高眼压症。

【制剂原理】

马来酸噻吗洛尔滴眼液(Timoptic-XE)是一种离子敏感型眼用原位凝胶。离子敏感型眼用原位凝胶是指某些多糖类衍生物溶液在滴入眼部后,能够与泪液中含有的 Na^+、K^+、Ca^{2+} 等阳离子和蛋白质络合而改变构象形成凝胶。马来酸噻吗洛尔长效眼用制剂 Timoptic-XE 就是利用阴离子型的去乙酰结冷胶遇泪液中阳离子形成凝胶的性质,以低黏度溶液的形式给药,给药后立即在用药部位形成澄明凝胶,抑制药物从角膜前区域消除,从而显著提高眼部生物利用度并减少病人的用药次数。临床试验表明,结冷胶可制成等渗的中性溶液,对眼部无不适感,维持药效能达 20 小时。

【合理用药】

1. 用法用量 将 0.25% 或 0.5% 凝胶液滴入患眼,1 次 1 滴,每日 1 次;给药剂量大于 1 滴 0.5% 凝胶液,每日 1 次的研究尚未开展,若 4 周后疗效不满意,可加用其他治疗。

ER6-4 眼用凝胶的使用方法

2. 给药说明 参照眼用凝胶剂的用药方法。

3. 注意事项 运动员慎用。

第三节 眼 膏 剂

一、眼膏剂的定义

眼膏剂系指由药物与适宜基质均匀混合,制成无菌溶液型或混悬型膏状的眼用半固体制剂。

二、眼膏剂的特点

1. 眼膏基质无水、化学惰性,适用于配制遇水不稳定的药物,如抗生素。

2. 较滴眼剂在结膜囊内保留时间长,属于缓释长效制剂。

3. 能减轻眼睑对眼球的摩擦,有助于角膜损伤的愈合,常用于眼科术后用药。

4. 夜晚使用可减少给药次数,延长眼内滞留时间。

5. 缺点是有油腻感,会模糊视力。

三、眼膏剂的使用原则

1. 适用人群 眼部有疾患的病人。

2. 用药方法

(1)清洁双手,用消毒剪刀剪开眼膏管口。

(2)将头部后仰,眼向上望,用示指轻轻将下眼睑拉开成1个袋状。

(3)挤压眼膏剂尾部,使眼膏呈线状溢出,将约为1cm长的眼膏挤进下眼袋内(如眼膏为盒装,将药膏抹在玻璃棒上涂敷于下眼睑内),轻轻按摩2~3分钟以增加疗效,但注意不要使药膏管口直接接触眼或眼睑。

(4)眨眼数次,尽量使眼膏分布均匀,然后闭眼休息2分钟。

(5)用脱脂棉擦去眼外多余药膏,盖好管帽。

3. 注意事项

(1)多次开管或连续使用超过1个月的药膏不要再用。

(2)眼用制剂应该1人1用,切勿多人共用,以防发生交叉感染。

(3)避免接触其他黏膜(如口、鼻等)。

(4)用药部位如有烧灼感、瘙痒、红肿等情况应停药,并将局部药物洗净,必要时向医师咨询。

四、常见眼膏剂举例

红霉素眼膏

红霉素为大环内酯类药物,作用机制是抑制细菌蛋白质合成,对革兰氏阳性细菌和沙眼衣原体有抗菌作用,主要用于沙眼、结膜炎、睑缘炎及眼外部感染。

【制剂原理】

红霉素眼膏大多选用羊毛脂、液状石蜡、黄凡士林等材料作为眼膏基质,通常为黏稠的半固体状态,具有均匀、细腻、无刺激性、易涂布于眼内、便于原料药分散和吸收等优点;所含有的羊毛脂、凡士林、液体石蜡有润滑、保湿及隔离的效果。虽然眼膏剂属于软膏剂的一种,但须注意红霉素软膏和红霉素眼膏的区别。红霉素软膏的红霉素浓度为 1%,眼膏为 0.5%;软膏的辅料为白凡士林,眼膏则为黄凡士林。浓度和辅料的改变,说明眼膏的刺激性更小,人的眼睛较为娇嫩,使用软膏无疑会刺激眼部。并且,软膏属于皮肤外用制剂,红霉素眼膏属于眼用制剂。根据国家药典规定,眼用制剂不得检出任何细菌,且制剂要求细腻、无刺激性;但对软膏的无菌性相对宽松一点,因此,用软膏替代眼膏是不可取的,否则可能引起严重的眼部不良反应。

【合理用药】

1. 用法用量 将 0.5% 眼膏约 1cm 长度涂于眼睑内,1 日 2~3 次,最后 1 次宜在睡前使用。

2. 给药说明 参照眼膏剂的用药方法。

ER6-5 红霉素眼膏的使用方法

阿昔洛韦眼膏

阿昔洛韦眼膏为抗病毒药物,用于单纯疱疹性角膜炎。阿昔洛韦在体内转化为三磷酸化合物,干扰单纯疱疹病毒 DNA 聚合酶的作用,抑制病毒 DNA 的复制。对细胞的 α-DNA 聚合酶也有抑制作用,但程度较轻。

【制剂原理】

阿昔洛韦在冰醋酸或热水中略溶,水中极微溶,乙醚或三氯甲烷中几乎不溶。因此,阿昔洛韦滴眼液中阿昔洛韦有效浓度有限,市售阿昔洛韦滴眼液作用时间短,利用率低,须反复用药。眼膏基质具有无水特点,阿昔洛韦眼膏大多选用羊毛脂、液状石蜡、黄凡士林等材料作为眼膏基质。阿昔洛韦眼膏具有刺激性小、在结膜囊内保留时间长、药效持久等特点,使得用药次数减少,更适合夜间使用。

【合理用药】

1. 用法用量 将 0.3% 眼膏约 1cm 长度涂于眼睑内,1 日 4~6 次。

2. 给药说明 本品水溶性差,在寒冷气候下易析出结晶,用时须使之溶解。

3. 注意事项 约有 5%~25% 的病人会引起暂时性肾功能不良,表现为血清肌酐升高。其他毒性反应少见,有时可致中枢神经症状,如昏睡、昏迷、精神错乱、幻觉、激动、震颤及癫痫样症状。

利福平眼膏

利福平为利福毒霉素类半合成广谱抗菌药,对多种病原微生物均有抗菌活性,用于眼部,该药对沙眼衣原体具有抑制作用。利福平与依赖于 DNA 的 RNA 多聚酶的 β 亚单位牢固结合,抑制细菌 RNA 的合成,防止该酶与 DNA 连接,从而阻断 RNA 转录过程,使 DNA 和蛋白的合成停止。利福平眼膏用于沙眼,也可用于耐药性金黄色葡萄球菌感染性眼病。

【制剂原理】

利福平在甲醇中溶解,水中几乎不溶。有专利报道,利福平眼膏制备过程如下:在液体石蜡与凡士林混合后的基质加入抗氧剂维生素 E,入罐加热至 5~70℃,使其溶解,再滴入利福平的三氯甲烷溶液,搅拌均匀后真空减压,直至三氯甲烷排净为止,上机压模即得软胶囊眼膏。该专利中的抗氧剂维生素 E 是一种抗衰老、抗氧化类药物,它对油膏型制剂稳定作用极好,三氯甲烷溶液是利福平的最佳溶媒,在一定温度下经搅拌冷却再经真空减压,三氯甲烷可以完全排净,故无毒、无副作用、无刺激。该专利利福平眼膏无毒、无副作用、无刺激,对结核性角膜炎及沙眼有特殊疗效。

【合理用药】

1. 用法用量　外用,1 日 2 次,0.5% 眼膏约 1cm 长度涂于眼结膜囊内。

2. 给药说明　参照眼膏剂的用药方法。

3. 注意事项　佩戴隐形眼镜者不宜使用(可使镜片染色)。

ER6-6　眼膏剂的使用方法

第七章

鼻用制剂

　　鼻用制剂系指直接用于鼻腔,药物经鼻黏膜吸收而发挥局部或全身治疗作用的制剂。鼻用制剂可分为鼻用液体制剂(滴鼻剂、洗鼻剂、喷雾剂等)、鼻用半固体制剂(鼻用软膏剂、鼻用乳膏剂等)、鼻用固体制剂(鼻用散剂、鼻用粉雾剂等),本章重点介绍滴鼻剂、喷雾剂、洗鼻剂、鼻用软膏剂等常用药物。

第一节　滴　鼻　剂

一、滴鼻剂的定义

　　滴鼻剂系指由药物与适宜辅料制成的澄明溶液、混悬液或乳状液,供滴入鼻腔用的鼻用液体制剂。

二、滴鼻剂的特点

1. 制备简单,无须加压阀门。
2. 滴鼻剂与鼻腔内分泌液易于混合,扩散快,分布广。
3. 滴鼻剂药效维持时间短。

三、滴鼻剂的使用原则

1. 适用人群　①急性鼻炎、慢性鼻炎、鼻窦炎伴鼻塞症状的病人；②过敏性鼻炎伴鼻痒、喷嚏、流涕等症状的病人。

2. 用药方法　①滴鼻前先呼气；②头部向后仰依靠椅背，或仰卧于床上，肩部放 1 个枕头，使头部后仰；③对准鼻孔，瓶壁不要接触到鼻黏膜，每次滴入 2~3 滴，儿童 1~2 滴，每日 3~4次或每次间隔 4~6 小时；④滴后保持仰位 1 分钟，后坐直；⑤如滴鼻液流入口腔，可将其吐出。

3. 注意事项　①过度频繁或延长使用时间可引起鼻塞症状的反复；②连续用药 3 日以上，症状未好应向医生咨询；③含剧毒药的滴鼻剂尤应注意不得过量，以免引起中毒。

四、常见滴鼻剂举例

盐酸麻黄碱滴鼻剂

麻黄碱为拟肾上腺素药，可直接激动血管平滑肌的 α、β 受体，使皮肤、黏膜以及内脏血管收缩，用于鼻部可作为鼻用减充血剂，缓解因感冒等引起的鼻塞症状。

【制剂原理】

盐酸麻黄碱在水中易溶，经鼻腔黏膜细胞间的水性孔道吸收，激动鼻黏膜血管平滑肌的 α、β 受体，使鼻黏膜血管收缩，缓解鼻黏膜充血肿胀引起的鼻塞。

【合理用药】

1. 用法用量　1% 盐酸麻黄碱滴鼻剂滴鼻，1 次每鼻孔 2~4滴，1 日 3~4 次。

2. 给药说明 滴鼻时应采取立式或坐式。

3. 注意事项 本品连续使用不得超过 3 日,否则可产生"反跳"现象,出现更为严重的鼻塞;冠心病、高血压、甲状腺功能亢进、糖尿病、闭角型青光眼病人慎用;本品不能与单胺氧化酶抑制剂(如吗氯贝胺)、三环类抗抑郁药(如氯米帕明)同用。

盐酸赛洛唑啉滴鼻剂

盐酸赛洛唑啉为咪唑啉类衍生物,属于肾上腺素受体激动剂,直接作用于拟交感神经胺和鼻黏膜小血管上的肾上腺素 α_1 受体,产生血管收缩作用,从而减少血流量,减轻炎症所致的鼻黏膜充血和水肿。

【制剂原理】

盐酸赛洛唑啉在乙醇中易溶,在水或三氯甲烷中溶解,乙醚中几乎不溶,经鼻黏膜细胞间的水性孔道吸收,直接作用于鼻黏膜小血管上的肾上腺素 α_1 受体,产生局部鼻血管收缩作用。盐酸赛洛唑啉滴鼻剂辅料中含有磷酸二氢钾、磷酸氢二钠,pH 为 5.6~6.6,接近中性,对鼻黏膜刺激较小。

【合理用药】

1. 用法用量 0.1% 盐酸赛洛唑啉滴鼻剂滴鼻,1 次 1~2 滴,1 日 2 次。

2. 给药说明 滴鼻时应采取立式或坐式。

3. 注意事项 本品能够迅速减轻鼻黏膜充血和肿胀,但是鼻用减充血剂本身并无抗炎作用,且存在作用短暂、失效迅速并有反跳效应和药物依赖性等弱点,长期不规范使用不仅不能从根本上控制鼻炎,反而会出现增量减效现象,最终诱发药物性鼻炎,连续使用不得超过 7 日,长期大剂量使用的病人疗程之间必须有间隔。其余注意事项同盐酸麻黄碱滴鼻剂。

富马酸酮替芬滴鼻液

酮替芬兼有组胺 H_1 受体拮抗作用和抑制过敏反应介质释放作用,抗过敏作用较强,鼻用抗组胺药在滴鼻后 15 分钟左右就能够迅速起效,且一般没有口服抗组胺药所包含的中枢抑制作用或抗胆碱能活性等副作用,在鼻炎治疗上具有一定的优势。

【制剂原理】

本品每毫升含主要成分富马酸酮替芬 2.06mg(相当于酮替芬 1.5mg),辅料为硼酸、硼砂(抑菌剂、缓冲剂)、氯化钠(渗透压调节剂)、羟苯乙酯(防腐剂)、依地酸二钠(螯合剂,促进富马酸酮替芬吸收)、硫代硫酸钠(抗氧化剂)。该药 pH 为 4.0~6.0,此时油水分配系数较大,且稳定性较好,有利于鼻黏膜吸收,药效持续时间较长,一般在 6 小时以上。

【合理用药】

1. 用法用量 滴鼻,1 次 1~2 滴,1 日 1~3 次。

2. 给药说明 滴鼻时应采取立式或坐式。

3. 注意事项 用药期间不得驾驶机、车、船,从事高空作业、机械作业及操作精密仪器;避免与中枢神经抑制剂或酒精并用,会增加该药的镇静作用;不得与口服降血糖药物合用。

ER7-1 滴鼻剂
的使用方法

第二节　鼻用喷雾剂

一、鼻用喷雾剂的定义

鼻用喷雾剂系指由药物与适宜辅料制成的澄明溶液、混悬液或乳状液,供喷雾器雾化的鼻用液体制剂。

二、鼻用喷雾剂的特点

1. 喷雾剂比滴鼻剂吸收快。
2. 生物利用度比滴鼻剂高 2~3 倍。
3. 反复使用喷雾剂较滴鼻剂对鼻黏膜引起的病理变化少。

三、鼻用喷雾剂的使用原则

1. 适用人群　成人及 6 岁以上儿童常年性和季节性鼻炎或鼻窦炎。

2. 用药方法　①轻轻地振摇瓶子,用示指和拇指握住盖子边缘,拔掉瓶盖;如果第一次使用,或一周,或更久未用,请检查一下喷雾器喷雾是否正常。可将喷嘴远离身体,向下压几次,直到喷雾器喷雾正常为止。②按住 1 个鼻孔,将喷嘴放入另一个鼻孔,头部稍向前倾斜,保持瓶子直立。③挤压喷雾剂的阀门喷药,每次喷入 1~2 揿或参阅说明书的剂量,儿童 1 揿,每日 3~4 次,同时慢慢地用鼻吸气。④用口呼气。⑤更换另一个鼻孔重复步骤 2、3 和 4 步骤,用毕后擦干。⑥定期清洁,轻轻拔掉瓶盖、喷嘴,用热水清洗,干燥后将喷嘴放回瓶子上,盖好瓶盖。

3. 注意事项　使用鼻用糖皮质激素时,不宜超量或高频率使用,一般在控制症状的前提下,应将给药剂量降至最低,建议每日早晨给药 1 次,最大限度地减少药物对下丘脑 - 垂体 - 肾上腺轴功能的影响。

四、常见鼻用喷雾剂举例

丙酸氟替卡松鼻喷雾剂

氟替卡松为糖皮质激素类药物,具有强效的局部抗炎与抗过敏作用,用于预防和治疗季节性过敏性鼻炎和常年性过敏性鼻炎。

【制剂原理】

氟替卡松在化学结构孕甾烷基本骨架 D 环上 C16α 引入甲基,C17α 引入丙酸酯基,增加了其亲脂性,对糖皮质激素受体的亲和力较全身用糖皮质激素增强,延长了与受体结合的作用时间,增强了糖皮质激素受体复合物的稳定性,使该复合物的半衰期延长。

鼻喷雾剂经喷口喷出后有利于药物在鼻腔停留,主要在鼻腔发挥作用,进入全身血液循环的药物很少,有利于减轻药物对全身的影响。

【合理用药】

1. 用法用量　成人和 12 岁以上儿童:每个鼻孔各 2 喷,药液浓度 0.05%(g/g),每日 1 次,以早晨用药为好。

2. 给药说明　鼻腔喷入,左手喷右侧鼻孔,右手喷左侧鼻孔,避免直接喷向鼻中隔。

3. 注意事项 规律用药才能获得最大疗效,最佳疗效在连续治疗的 3~4 日后才能达到,连续使用 7 日症状仍无改善或症状有改善但不能完全控制,须停药并去医院检查,连续使用一般不超过 3 个月。

布地奈德鼻喷雾剂

布地奈德是一种具有高效局部抗炎作用的糖皮质激素,用于治疗季节性和常年性过敏性鼻炎、常年性非过敏性鼻炎,预防鼻息肉切除后鼻息肉的再生,对症治疗鼻息肉。

【制剂原理】

布地奈德在化学结构孕甾烷基本骨架 D 环上 C16α、C17α 引入丙基亚甲基二氧,增加了其亲脂性,对糖皮质激素受体的亲和力较全身用糖皮质激素增强,延长了与受体结合的作用时间,增强了糖皮质激素受体复合物的稳定性,使该复合物的半衰期延长。

布地奈德经肝脏首过代谢的程度很高(约90%),代谢物的糖皮质激素活性较低。布地奈德鼻喷雾剂在鼻中无代谢,局部吸收发挥作用,生物利用度高。

【合理用药】

1. 用法用量 布地奈德鼻喷雾剂药液浓度为 1.28mg/ml,成人和 6 岁及以上儿童鼻炎:起始剂量为 1 日 256µg,早晨 1 次喷入或早晚分 2 次喷入;治疗或预防鼻息肉:1 日 256µg,早晨 1 次喷入或早晚分 2 次喷入。

2. 给药说明 第一次用药前,振摇药瓶然后向空气中喷压药剂数次(5~10 次),若 24 小时不使用,再次使用前须重复上述操作,以获得均匀的喷雾。

3. 注意事项 定期清洁药瓶上部的塑料部分。打开瓶盖,拧开白色喷头,在温水中清洗塑料部分,在空气中晾干后重新装上药瓶。

糠酸莫米松鼻喷雾剂

糠酸莫米松是一种局部用糖皮质激素,发挥局部抗炎作用的剂量不会引起全身作用。用于治疗成人、青少年和3~11岁儿童季节性或常年性鼻炎,对于曾有中至重度季节性过敏性鼻炎症状的病人,主张在花粉季节开始前2~4周用本品做预防性治疗。

【制剂原理】

糠酸莫米松在化学结构孕甾烷基本骨架 D 环上 C16α 引入甲基,增加了其亲脂性,对糖皮质激素受体的亲和力较全身用糖皮质激素增强,延长了与受体结合的作用时间,增强了糖皮质激素受体复合物的稳定性,使该复合物的半衰期延长。

糠酸莫米松喷雾剂经鼻部吸收后,细胞质与受体结合然后转入细胞核内,通过调节基因的转录,增加抗炎基因和减少炎性基因的转录,在鼻腔直接发挥作用。

【合理用药】

1. 用法用量 成人季节过敏性或常年性鼻炎:用于预防和治疗的常用推荐量为每侧鼻孔 2 揿(每揿为 50μg),1 日 1 次(总量为 200μg),一旦症状被控制后,剂量可减至每侧鼻孔 1 揿(总量 100μg)。如果症状未被有效控制,可增加剂量至每侧鼻孔 4 揿的最大每日剂量,1 日 1 次(总量400μg),在症状控制后减小剂量。

3~11 岁儿童过敏性或常年性鼻炎：常用推荐量为每侧鼻孔 1 揿（每揿为 50μg），1 日 1 次（总量为 100μg）。

2. 给药说明　每次用药前充分振摇容器，通常先手揿喷雾器 6~7 次作为启动，直至看到均匀的喷雾，然后鼻腔给药。

3. 注意事项　定期清洁喷嘴，勿尝试通过插入大头针或其他尖锐物体开启喷嘴，会导致用药剂量不准确。

ER7-2　鼻用喷雾剂的使用方法

第三节　洗鼻剂

一、洗鼻剂的定义

洗鼻剂系指由药物制成符合生理 pH 范围的等渗水溶液，用于清洗鼻腔的鼻用液体制剂，用于伤口或手术前使用者应无菌。

二、洗鼻剂的特点

洗鼻剂有一定的渗透压，不影响黏膜细胞功能，用于清除鼻腔分泌物，缓解鼻塞症状。

三、洗鼻剂的使用原则

目前市面上常见的洗鼻剂为洗鼻盐水及院内洗鼻制剂，如抗菌药物、中成药洗鼻剂。

1. 适用人群 ①病人急性鼻塞,鼻涕较多的感染急性期,可以在医生指导下使用高渗盐水或高渗海盐水;②长期需使用洗鼻盐水的病人,考虑舒适感和安全性,可以选择等渗海盐水;③易过敏病人可以考虑使用生理盐水。

2. 用药方法

(1)喷雾式洗鼻剂:①开启防尘罩,头稍微后仰,将喷嘴置于鼻孔前,按动喷头;②每次喷鼻1~2次;③用纸巾擦干净鼻腔分泌物,清洁喷嘴,盖上防尘帽。

(2)挤压式洗鼻:①冲洗时,头前倾,在鼻下放1个盆子接水,先冲洗鼻塞脓涕较重的一侧;②冲洗时张口呼吸,屏气,慢慢挤压洗鼻瓶,将液体缓慢送入鼻腔,使其从对侧鼻腔流出,冲洗时不要说话,如果发生呛咳停止冲洗。

四、常见洗鼻剂举例

目前市面上常用的洗鼻剂注册证号为医疗器械号或院内制剂,本书主要介绍市售药品,此处不作详细介绍。

ER7-3 洗鼻剂
的使用方法

第四节　鼻用软膏剂

一、鼻用软膏剂的定义

鼻用软膏剂系指由原料药与适宜基质均匀混合,制成溶液型或混悬型膏状的鼻用半固体制剂。

二、鼻用软膏剂的特点

1. 鼻用软膏剂黏度高,可延长药物在鼻腔内的滞留时间,适用于局部给药。

2. 病人顺应性差,难以精确释药。

三、鼻用软膏剂的使用原则

1. 适用人群　由于鼻黏膜纤毛上皮不断的洁净作用,导致药物在鼻黏膜上接触时间很短,药液没有被吸收以前易被清除,导致治疗效果欠佳,此时,病人可选用鼻用软膏剂,增强鼻腔内滞留时间,保证疗效。

2. 用药方法　取少量药品涂于双侧鼻腔内。

四、常见鼻用软膏剂举例

复方木芙蓉涂鼻膏

本品为清热解毒类药物,具有解表通窍、清热解毒的功效,用于流行性感冒及感冒引起的鼻塞、流涕、打喷嚏、鼻腔灼热等症。

【制剂原理】

本品成分为木芙蓉叶、地榆、冰片、薄荷脑。辅料为食用醋精、食盐(渗透压调节剂)、羊毛脂(软膏基质、乳化剂)、白凡士林(软膏基质)、石蜡(软膏基质)。

羊毛脂、白凡士林、石蜡均为油脂性基质,可促进药物经鼻黏膜细胞的脂质通道吸收,发挥局部作用。

【合理用药】

1. 用法用量　取本品适量涂于双侧鼻腔内，每日早晚各 1 次。

2. 给药说明　用药期间避免使用温补性中药。

ER7-4　鼻用软膏剂的使用方法

第八章

耳用制剂

一、耳用制剂的定义

耳用制剂系指原料药与适宜的辅料制成的直接用于耳部发挥局部治疗作用或用于洗耳用途的制剂。《中国药典》自 2005 年版起,在滴耳剂的基础上新增 8 个亚剂型,分别为洗耳剂、耳用喷雾剂、耳用软膏剂、耳用乳膏剂、耳用凝胶剂、耳塞、耳用散剂和耳丸剂。目前较常用剂型有滴耳剂和洗耳剂。滴耳剂又称滴耳液,系指由原料药与适宜辅料制成的水溶液,或由甘油或其他适宜溶剂制成的澄明溶液、混悬液或乳状液,供滴入外耳道用的液体制剂。洗耳剂系指由原料药与适宜辅料制成的澄明水溶液,用于清洁外耳道的液体制剂。

二、耳用制剂的特点

1. 使药物直接作用于局部病灶处,发挥消毒防腐、抗菌、软化耵聍等作用。

2. 通常含有调节张力或黏度、控制 pH、增加药物溶解度、提高制剂稳定性或提供足够抗菌作用的辅料。

3. 用于伤口或手术前使用的耳用制剂应无菌。

4. 因内耳前庭器官对冷刺激非常敏感,当滴耳液的温度过低时,易引起眩晕、恶心等不适。

5. 有耳毒性的抗生素类滴耳剂(如新霉素滴耳剂),如果病人鼓膜有穿孔,药物会进入中耳被黏膜吸收,可能对内耳功能产生损害。

6. 婴幼儿禁用氨基糖苷类抗生素滴耳液,因为这类药物作用于中耳局部可引起内耳中毒,造成不可逆转的损伤,影响婴幼儿的听力。

三、耳用制剂的使用原则

1. 适用人群　有耳痛、耳朵流脓、耳痒、头部不适等耳部疾病的病人。

2. 用药方法

(1)用药前洗净双手,在耳部滴入治疗药物前首先清洁耳道,清除耳道内的耵聍、皮屑及炎性分泌物等。如果是耳用液体制剂,使用前应将制剂放在手掌中前后滚动使其接近体温后使用,但不可用沸水加热;局部使用耳用液体制剂时,将头偏向一侧,使患耳朝上,成人抓住耳朵轻轻向后上方拉耳廓,儿童向后下方,使耳道变直,沿外耳道壁滴入规定量的药液,一般每次2~3滴或遵医嘱,保持原位4~5分钟;或根据需要在10分钟以上,使药液完全进入耳道内,充分发挥药物治疗作用,如需要再更换另一只患耳。耳用固体、半固体制剂,除另有规定外,只要清洁耳道后将药物均匀分散到病灶处即可。

(2)外耳道局部清洁可以使用消毒防腐药如3%过氧化氢溶液、2%酚甘油滴耳液等,使用此类药物时应注意鼓膜是否有穿孔。

(3)细菌感染引起的耳部疾患需要使用抗菌药物,常用的品种有盐酸左氧氟沙星滴耳液、盐酸洛美沙星滴耳液等。

(4)外耳道内耵聍聚集过多,形成较硬的团块,阻塞于外耳道内,可以使用软化耵聍的药物如碳酸氢钠滴耳液等。

(5)对于外伤性鼓膜穿孔急性期病人,禁止任何水样液体滴耳,以免影响鼓膜创口的愈合。

3. 注意事项　耳用制剂一般应密闭贮存,使用前要查对药品质量及有效期,开启使用后最多不应超过 4 周。

四、常见耳用制剂举例

盐酸洛美沙星滴耳液

本品为喹诺酮类抗菌药,主要成分是洛美沙星,适用于治疗敏感菌引起的外耳道炎、中耳炎、鼓膜炎。

【制剂原理】

盐酸洛美沙星滴耳液半衰期长,作用持久,具有良好的渗透性。

制剂以氢化蓖麻油和聚乙二醇作为助溶剂,以甘油作为促渗剂,以乙二胺四乙酸二钠作为缓冲剂,可使盐酸洛美沙星滴耳液自聚集形成胶束溶液,既减少了滴耳液的刺激性,减少病人不适感,又延长了药物在耳部的滞留时间,提高生物利用率,取得更好的治疗效果。

【合理用药】

1. 用法用量　0.3% 盐酸洛美沙星滴耳液滴耳,成人 1 次 6~10 滴,1 日 2 次。滴耳后进行约 10 分钟耳浴,根据症状适当增减滴耳次数。

2. 给药说明　耳浴要求取侧卧位,患耳外耳道口向上,将滴耳液滴入外耳道,并尽量充满外耳道,静置 10 分钟。如果患有化脓性中耳炎,滴药前将脓性分泌物用消毒棉签拭净,或用 3% 过氧化氢溶液彻底清洗外耳道及耳腔内的脓液和分泌物。变换体位,使药液流出来,每次保持滴耳姿势浸泡 10~15 分钟。

3. 注意事项　本品一般适用于中耳炎局限在中耳黏膜部位的局部治疗。若炎症已漫及鼓室周围时,除局部治疗外,应同时服用口服制剂。

氯霉素甘油滴耳液

氯霉素类抗生素在体外具广谱抗微生物作用,包括需氧革兰氏阴性菌及革兰氏阳性菌、厌氧菌、立克次体属、螺旋体和衣原体属,适用于治疗敏感细菌感染引起的外耳炎,急、慢性中耳炎。

【制剂原理】

氯霉素为脂溶性,在水中溶解度很小,仅为 0.25g/100ml;其在甘油中的溶解度稍大,在乙醇、丙二醇中易溶。

制剂采用鱼肝油和液体石蜡作为包覆剂,经过交替加热加入,使得有效成分被保护在鱼肝油和液体石蜡内,避免甘油和外界接触从而吸收水分导致氯霉素析出,在使用时氯霉素会透过液体石蜡和鱼肝油缓释到人耳道内,减少对人耳道的刺激和伤害,提高使用安全性。

【合理用药】

1. 用法用量　2.5% 氯霉素甘油滴耳液滴于耳道内,1 次 2~3 滴,1 日 3 次。

2. 注意事项　如耳内分泌物多时,应先清除,再滴入本品。对本品过敏者禁用,足月新生儿或早产儿禁用。

过氧化氢溶液(3%)

本品作用时间短暂,局部涂抹冲洗后能产生气泡,有利于清除脓块、血块及坏死组织,适用于化脓性外耳道炎和中耳炎。

【制剂原理】

本品为氧化性消毒剂,含过氧化氢(H_2O_2)2.5%~3.5%。在过氧化氢酶的作用下迅速分解,释放出新生氧,对细菌组分发生氧化作用,干扰其酶系统而发挥抗菌作用。

【合理用药】

1. 用法用量　3% 溶液仅供外用,清洁患处。

2. 给药说明　治疗耳部疾患时,在进行局部药物治疗前,清洁耳道是最重要的环节。3% 过氧化氢溶液在临床上作为洗耳剂主要用于清洁耳道,正确的使用方法是用棉签先将耳道内的脓液擦去,然后将 3% 过氧化氢溶液滴于外耳道内(或者用蘸有 3% 过氧化氢溶液的棉签擦拭耳道),此时可见泡沫泛出,可使创面上的脓块、血块及坏死组织剥脱排出,如此反复洗耳,直到少有泡沫或无泡沫,后用棉签擦净耳道即可。

3. 注意事项　不可与还原剂、强氧化剂、碱、碘化物混合使用。本品遇光、热易分解变质,需遮光密封,在阴凉处(不超过 20℃)保存。

ER8-1　耳用制剂的使用方法

第九章

阴道给药剂型

（一）阴道给药剂型的定义

阴道给药是指将药物置于阴道内,通过阴道黏膜吸收发挥局部或全身作用,可用于杀菌消毒、避孕、引产、人工流产、治疗癌症,甚至可实现蛋白质、多肽类药物的全身吸收。目前临床常用的阴道给药剂型多为局部作用,比如壬苯醇醚凝胶、克霉唑栓、甲硝唑阴道泡腾片、硝呋太尔阴道片等。

药物在阴道上皮细胞膜的吸收涉及药物从给药系统中的释放、药物在阴道液中的溶解和黏膜的渗透。药物从阴道的吸收依赖于阴道上皮的条件、给药系统的性质及药物的理化性质(分子量、亲脂性和离子状态)。阴道壁的厚度、宫颈黏液、pH 及特异的细胞质受体会影响药物吸收。同时,阴道壁厚度随排卵周期、妊娠和绝经期时阴道上皮及阴道内 pH 的变化而变化。对于具有阴道膜高渗透性的药物,吸收主要受流体动力学扩散层的影响,该扩散层由阴道上皮和递释装置之间的阴道液体形成。对于阴道膜低渗透性的药物,吸收受阴道上皮渗透性的限制。药物必须具有足够的亲脂性,以扩散形式通过脂质连续膜,但也要求有一定程度的水溶性以保证能溶于阴道液体。阴道的渗透性大于直肠、口腔、皮肤,但小于鼻腔和肺。常用的阴道制剂主要有片剂、栓剂、胶囊剂、凝胶剂、膜剂等。半固体制剂包括凝胶剂、乳膏剂和软膏剂。

（二）阴道给药剂型的特点

1. 阴道黏膜处通常都具有丰富的毛细血管,黏膜给药后药物可直接吸收进入血液循环,起效快且可避免肝脏首过效应;同时阴道黏膜处酶活性低,可避免药物被消化道酶和酸的降解;阴道黏膜部位几乎无角质化,比皮肤给药更容易被机体吸收。

2. 可减少口服给药胃肠道副作用的发生率和严重程度。

3. 减少进行激素替代治疗或避孕时使用类固醇的肝毒副作用。

4. 克服其他非肠道途径给药引起的疼痛、组织损伤及可能感染的风险。

5. 其局限性在于特定性别,某些半固体制剂给药不便、局部耐受性差、受性交的干扰等。

（三）阴道给药剂型的使用原则

1. 适用范围   ①对胃黏膜有刺激性的药物选用栓剂剂型,可减少或避免刺激;②不能或不愿吞服片、丸及胶囊的病人;③伴有呕吐的病人;④用于妇科疾病(杀菌消毒、避孕、引产、人工流产),作用直接而疗效显著。

2. 用药方法   以栓剂为例,①给药前应洗净双手或戴指套或手套,防止带入细菌。②撕去铝箔,取出药栓。将投药器的活塞尽量拉出,把阴道栓放入投药器内。③取仰卧位,双膝曲起并分开,小心地把投药器轻轻塞入阴道深处,然后合拢双腿,并保持仰卧姿势 20 分钟。用药后,1~2 小时内尽量不排尿,以保证药效。④使用后,将活塞从投药器拉出,用温水及肥皂清洗,保持干净。

3. 注意事项   阴道用药方法是否正确与疗效好坏有很大的关系,其注意事项如下:

(1)用药时间:阴道塞药,宜选在晚上临睡前,可使药物充分分解、吸收。如果白天使用,易使药物经阴道流出,既污染内裤,又不能使药物充分接触病变部位,降低药效。

(2)治疗要彻底:少数病人在初始(用药最初一两天)使用阴道制剂时,阴道内可能出现会轻微的瘙痒、灼热及流液等症状,该症状一般在持续给药后,伴随疾病的好转而减轻直至消失,因此,如有轻微的上述不适症状发生,不宜擅自停止,而须坚持用药。在治疗后要遵医嘱到医院复查,不能因症状缓解,就自行停药,以致疗程不足。特别是妇科感染性疾病的治疗,如不彻底治愈,易使细菌产生耐药性,影响疗效,甚至导致疾病反复发作。即使化验结果正常,也需要视病情巩固治疗,一般连续两次检查均正常,才能称之为痊愈,可停止用药。

第一节　阴　道　片

常规片剂拥有剂量准确、物理和化学稳定性好、生产成本低、能够满足不同临床需要、携带和运输方便等优点;但药物作用较慢、吸收偏低,且疗效个体差异大,制备工艺技术要求高。目前临床上常用阴道片剂包括普通片如克霉唑阴道片,阴道泡腾片如甲硝唑阴道泡腾片、盐酸特比萘芬阴道泡腾片。

克霉唑阴道片

克霉唑为咪唑类广谱抗真菌药,对多种真菌尤其是白念珠菌具有较好抗菌作用,用于念珠菌性外阴阴道炎及酵母菌引起的感染性白带。

【制剂原理】

克霉唑阴道片为复方制剂,主要成分为克霉唑。因其配方中含乳酸,故可使阴道内 pH 降至 3.5~3.8,可抑制念珠菌生长,增强临床治疗效果的同时,能够致力于人体阴道壁弹性的显著增加,更好保护阴道细胞,杀菌的同时抗菌。活性药物克霉唑既存在于缓释黏附层,具有黏附性,可以延长药物与阴道黏膜的接触时间,有利于药物的吸收;又存在于速释药物层,可以快速起效,该双层结构可实现起效迅速而疗效持久的治疗效果。克霉唑阴道片为阴道内局部给药,不仅局部药物浓度高,临床治疗效果好,还可保持阴道正常的生理状态;同时每疗程只需 1 片,给药方便简单、疗程短、显效快、无明显副作用,病人易接受,是目前临床治疗念珠菌性外阴阴道炎的最常用抗真菌药物。

【合理用药】

1. 用法用量　阴道给药。睡前 1 片(0.5g),1 片即为 1 个疗程。将药片置于阴道深处。一般用药 1 次即可,必要时可以在 4 天后进行第二次治疗。

2. 注意事项　本品仅供阴道治疗,切忌口服;使用本品时应避开月经期;用药部位如有烧灼感、红肿等情况应停药,并将局部药物洗净,必要时向医师咨询;用药期间注意个人卫生,防止重复感染,避免性生活或使用避孕套。

甲硝唑阴道泡腾片

甲硝唑具有抗厌氧菌和抗滴虫作用,作用机制是阻碍细菌或滴虫代谢,促进其死亡。阴道泡腾片能在阴道内吸水发泡快速崩解,能将主药快速分散,不仅能提高阴道局部药物浓度,同时还能使药物崩解后均匀分散于阴道皱襞,大大弥补了阴道片崩解分散面积小的缺点。甲硝唑阴道泡腾片主要用于厌氧菌性阴道炎、滴虫性阴道炎及混合感染。

【制剂原理】

临床上用于治疗妇科疾病的甲硝唑制剂常为栓剂和泡腾片。甲硝唑阴道泡腾片由含有酸性组分的甲硝唑片芯和包裹在芯上的碱性包衣组成。将甲硝唑阴道泡腾片放置于阴道深处,该药吸水后会快速溶化并发泡,药物可随气泡分散,被阴道黏膜快速吸收。使用甲硝唑阴道泡腾片治疗阴道炎可阻断病菌的传染,加快阴道组织的修复,进而可缩短病人康复的时间;同时,该药的 pH 适中,对阴道无刺激性。部分研究显示,与用甲硝唑栓治疗阴道炎病人相比,甲硝唑阴道泡腾片的临床效果更好,治疗的时间及病情恢复的时间更短,且安全性更高。

【合理用药】

1. 用法用量　阴道给药,用戴上指套的手指将本品塞入阴道深处,每次 1(0.2g) 或 2(0.4g) 片,每晚 1 次,7 天为 1 个疗程。

2. 注意事项　本品仅供阴道治疗,切忌口服;将药片放置于阴道后穹窿部;用药期间注意个人卫生,防止重复感染,避免性生活或使用避孕套;使用本品时应避开月经期;避免用沾有水的手接触阴道泡腾片,否则泡腾片可能还未放置到阴道合适部位时,就已经开始崩解;使用过程中可能会出现局部发热和黏膜刺激症状,如阴道瘙痒等轻度不适,不宜擅自停止,而须坚持用药;但使用后如出现红肿、烧灼感等情况,要立即停药,将局部药物清洗干净。

第二节　阴 道 栓

栓剂的生物利用度好,相比阴道片剂来说,对阴道会产生较小的不适感,但制剂稳定性较差、生产成本高。国内上市的有硝酸咪康唑栓、环吡酮胺阴道栓、聚甲酚磺醛阴道栓和复方甲硝唑阴道栓等。

硝酸咪康唑栓

硝酸咪康唑为咪唑类广谱抗真菌药,通过抑制真菌细胞膜的合成,损伤真菌细胞膜并改变其通透性,促进其死亡;也可抑制真菌的代谢过程,导致真菌亚微结构改变,甚至坏死。硝酸咪康唑对多种真菌,尤其是念珠菌有抗菌作用;同时对某些革兰氏阳性菌也有抗菌作用。用于局部治疗念珠菌性外阴阴道病和革兰氏阳性菌引起的双重感染。

【制剂原理】

硝酸咪康唑口服用药吸收差,软膏或乳膏剂局部用药后主要停留在病灶处,吸收入体少;而膜剂与凝胶剂用于阴道给药时需使用特殊的工具,使用不便,不能很好地满足病人需求;硝酸咪康唑栓在阴道可迅速融解而发挥疗效,且阴道给药吸收率低,仅为 1.4%,降低了不良反应的发生率(如口服给药可能发生血细胞减少、肝损伤等);使用方便简单,不会对阴道黏膜造成损伤,所以硝酸咪康唑栓剂在阴道给药时很容易被病人接受,并且疗效显著,为临床上治疗念珠菌性外阴阴道病的常用药物。

【合理用药】

1. 用法用量 阴道给药,洗净后将栓剂置于阴道深处,每晚 1 次,1 次 1 枚(200mg),连续 7 天为 1 个疗程。也可采用 3 日疗法:第一日晚 1 枚,随后 3 日早晚各 1 枚。即使症状迅速消失,也要完成治疗疗程,在月经期应持续使用。

2. 给药说明 详细操作方法,见本章"阴道给药剂型的使用原则"。此外,使用前先剥去栓剂外裹的铝箔,在栓剂的顶端蘸少许液状石蜡、凡士林、植物油或润滑油。

3. 注意事项

(1)本品为局部用药,不得口服。如被意外口服,可采用适当的胃排空措施。

(2)用药前检查栓剂是否软化。如栓剂变软,不宜使用。可将栓剂置入冰水或冰箱中 10~20 分钟,待其基质变硬后再使用,不影响疗效。

(3)阴道栓剂使用前应清洗阴道内、外的分泌物,最好用冲洗液冲洗以提高药效。冲洗液用温开水配制,要现用现配。冲洗液的酸碱性应与阴道炎的种类相适应,如滴虫性阴道炎宜用酸性溶液冲洗,真菌性阴道炎宜用碱性溶液冲洗。

(4)用药期间注意个人卫生,防止重复感染,避免性生活。

(5)用药部位如有烧灼感、瘙痒、红肿等情况应停药,并将局部药物洗净,必要时向医师咨询。

环吡酮胺阴道栓

环吡酮胺是新一代非咪唑类广谱抗菌药物,可保护阴道乳酸杆菌,维持阴道正常 pH 及阴道微生物菌群平衡,可有效抑制阴道念珠菌的繁殖,减少复发,主要用于治疗外阴阴道假丝酵母菌病。

【制剂原理】

环吡酮胺通过改变真菌细胞膜的完整性,引起细胞内物质外流,并阻断蛋白质前体物质的摄取,导致其死亡;因其具有高效、广谱、安全、穿透力强及对破损皮肤无影响等优点,是目前较为理想的局部用抗真菌药。目前环吡酮胺已上市的剂型有溶液剂、乳膏剂、栓剂、凝胶剂等,其中栓剂、凝胶剂主要用于阴道给药,但凝胶剂由于存在大量水分,稳定性差,易变质,有效期短,不易贮存,且使用时需要专门工具进行涂抹,使用不方便,易造成二次感染,故临床使用受限。阴道栓一方面在室温下有适当的硬度,稳定性好,易于贮存与使用;另一方面在体温下能迅速熔融、软化和融解,含药基质与阴道分泌物混合,药物从基质中释放缓慢而平稳,因而局部药物浓度高且药效持久,并可减少全身给药引起的药物毒副作用。因此,环吡酮胺阴道栓是治疗真菌性阴道炎的优选药物。

【合理用药】

1. 用法用量 阴道给药,最佳给药姿势可采用仰卧位,两腿微屈,用手指将阴道栓尽量送入阴道深处。每晚用阴道栓 1 枚(0.1g),一般 3~6 天为 1 个疗程,或依病情严重程度遵医嘱。

2. 注意事项 使用该药后偶可引起瘙痒、刺痛和局部兴奋发生;长期用药有可能造成过敏,如有类似问题发生,应暂时停药,并进行治疗。

第三节　阴道用胶囊

胶囊剂系指将原料药或与适宜辅料充填于空心胶囊或密封于软质囊材中制成的固体制剂。阴道用胶囊剂包括阴道软胶囊（胶丸）、阴道缓释胶囊、阴道泡腾胶囊，与软膏剂及栓剂相比，外形美观，使用时舒适方便，清洁卫生且药物以微粒状态分散，剂量准确。目前临床上常用的阴道用胶囊剂有阴道用乳杆菌活菌胶囊、硝呋太尔制霉素阴道软胶囊、普罗雌烯阴道胶丸等。

阴道用乳杆菌活菌胶囊

阴道用乳杆菌活菌胶囊是阴道用活菌制剂，可直接补充阴道内正常生理细菌，调节阴道内菌群平衡，抑制并消除阴道中的有害细菌，用于治疗因菌群失调诱发的细菌性阴道病。

【制剂原理】

乳杆菌活菌制剂属于生态疗法，应用乳杆菌治疗可达到恢复阴道乳杆菌的优势地位和正常阴道菌群微生态平衡的目的，也是治愈细菌性阴道病、防止复发的关键所在。阴道用乳杆菌活菌胶囊主要成分为乳杆菌活菌，每粒内含乳杆菌活菌不低于 $2.5 \times 10^5 CFU/g$，主要成分为健康女性阴道内益生菌。通过直接补充阴道内正常生理细菌，使其定植于阴道内并生长繁殖，其代谢产物乳酸和过氧化氢等物质能保持阴道正常酸性环境，阻止有害菌入侵并杀灭有害菌，是我国唯一的阴道乳杆菌活菌制剂。为保障乳杆菌活性，同时发挥局部治疗效果，故将其制备成胶囊剂，仅供阴道内使用。

【合理用药】

1. 用法用量 清洁外阴后,戴上指套,将本品放入阴道深部,每次 1 粒 (0.25g),每晚 1 次,连用 10 天为 1 个疗程。

2. 注意事项 治疗期间应避免性生活;用药后不可冲洗阴道;因该药为活菌制剂,勿同时使用抗菌药物;需 2~8℃避光干燥处保存。

硝呋太尔制霉素阴道软胶囊

硝呋太尔制霉素阴道软胶囊是硝呋太尔与制霉素两药组成的复方制剂,其中每粒含硝呋太尔 0.5g,制霉素 200 000U;硝呋太尔是呋喃类衍生物,是抗细菌、滴虫和真菌作用的广谱抗菌药;制霉素属于多烯类广谱抗真菌药,对假丝酵母菌具有良好的抗菌作用。故该复方制剂主要用于细菌性阴道病、滴虫性阴道炎、念珠菌性外阴阴道病、阴道混合感染。

【制剂原理】

硝呋太尔制霉素阴道软胶囊为妇科常用药,硝呋太尔制霉素复方制剂主要包括阴道栓剂和软胶囊,但硝呋太尔疏水性强,存在聚集结团现象,且栓剂溶解缓慢,并在溶解后会出现分层及固体沉淀物,无法在阴道内均匀分布,不易充分杀菌,并且有部分药物可能因为不充分溶解而排出,从而不能起到充分治疗的效果。与阴道栓剂相比,一方面,软胶囊的囊壳可随体温在阴道内迅速溶解,分布均匀而起效快速,并且软胶囊溶解后具有良好的黏附性,在阴道内有较长的释放时间,可显著提高药物作用于菌体的速度、时间和作用面积。另一方面,由于其囊壳随体温变得柔软有弹性,更贴合阴道壁,使用相对舒适无异物感。因而硝呋太尔制霉素阴道软胶囊在阴道炎的治疗具有更佳的疗效,以及更优的舒适性。

【合理用药】

1. 用法用量　阴道给药,1日1次,于晚上临睡前清洗外阴后,将本品1粒放入阴道深处,连用6天为1个疗程。

2. 注意事项　本品仅供阴道给药,切忌口服;使用本品期间勿饮用含酒精饮料;用药期间注意个人卫生,防止重复感染,避免性生活;应避开月经期;连续使用本品1~2个疗程后,如症状未缓解或消失,应咨询医师。用药部位如有烧灼感、红肿等情况应停药,并将局部药物洗净,必要时向医师咨询。

第四节　阴道凝胶

凝胶制剂由药物溶解或均匀分散于凝胶中制成。与单位剂量的制剂相比,其给药量不定,且在给药部位的滞留时间短。通过向制剂中加入生物黏附性聚合物可减少或消除这些限制。生物黏附凝胶剂是近年来发展较快的一种新型生物黏附释药系统,在生物黏附水凝胶中,天然或合成的聚合物在水环境中溶胀形成三维网状结构。与其他阴道给药系统相比,凝胶能与作用部位紧密黏附,有较好的生物相容性和生物降解性,具有较高的生物利用度;同时凝胶吸水溶胀后形成的水化凝胶层对药物的控制释放有一定作用,可延长药物作用时间。

黄体酮阴道缓释凝胶

黄体酮是天然孕激素,由黄体分泌,对子宫内膜的分泌转化、蜕膜、维持性周期等有重要作用。黄体酮阴道缓释凝胶主要用于辅助生育技术中黄体酮的补充治疗。

【制剂原理】

黄体酮经各种途径给药均吸收迅速,但血浆 $t_{1/2}$ 仅为 15 分钟;目前市售黄体酮主要以口服、肌内注射和阴道制剂为主。黄体酮经口服由于溶解度低和肝脏首过效应,导致其生物利用度低,临床治疗效果较差。黄体酮注射剂为无色至淡黄色的澄明油状液体,仅供肌内注射,使用不便,并且可能引起局部强烈疼痛,长期注射会引起注射部位过敏反应以及形成无菌脓肿。黄体酮阴道缓释凝胶是一种含有仿生黏蛋白的生物黏附凝胶,该生物黏附凝胶是一种持续释药的系统,在阴道中黏附时间长达 72 小时或更长。与口服和注射相比,阴道递送黄体酮具有更高的生物利用度和患者依从性。黄体酮阴道缓释凝胶是一种水包油乳剂,其中微粉化的黄体酮大部分分散在油相中,借以形成一个长时间释放的药物储库,少量的黄体酮也溶解在水层中,在水层中的药能通过扩散进入子宫或被吸收入血。黄体酮从凝胶中的释放不依赖于局部的水,也不依赖于阴道分泌物。同时黄体酮的吸收也并不像其他透皮吸收系统一样依赖于表面积,也不依赖于绝对的给药剂量,其吸收依赖于浓度梯度。这种连续的黄体酮释药系统具有靶向作用,使黄体酮向子宫释药,可增大子宫中药效,减少由于血浆中的高黄体酮浓度而导致的副作用。

【合理用药】

1. 用法用量　阴道给药,每天 1 次,1 次 1 支(90mg)。如果妊娠,持续治疗至胎盘具有自主功能为止,达到 10~12 周。

　　2. 给药说明　①从密封袋中取出给药器,此时请不要去除可拧断的盖帽。②用拇指与示指紧握给药器的粗端;用力甩3~4 次(如同体温计),确保将内含药物甩至给药器的细顶端。③紧握给药器粗端的扁平部,拧下细顶端的盖帽,丢弃。当拧盖帽的时候请不要挤压粗端,因为这样可能会使凝胶在插入之前就被挤出来。④取坐姿或背卧姿势,弯曲膝盖,轻柔地将细顶端插入阴道。⑤按压给药器粗端,将凝胶挤到阴道内。取出给药器并将其丢弃在垃圾桶中。不用担心残留在给药器中的一小部分凝胶,因为已经接受了正确和设定的剂量。

　　3. 注意事项　因黄体酮阴道缓释凝胶可长时间黏附在阴道内壁上,缓慢释放黄体酮。在给药后数天,阴道分泌物中可能出现白色的微小球状物,这种现象很常见。如果有漏用,在想起后请尽快使用,但是剂量不要超过推荐的日剂量。该药不应该和其他阴道制剂同时使用。

ER9-1　阴道给药制剂的使用方法

第十章

直肠给药剂型

第一节 栓 剂

一、栓剂的定义

栓剂系指药物与适宜基质混合制成的具有一定形状的专供腔道给药的固体外用制剂。

栓剂是国内临床常用剂型之一,在中国的使用历史悠久。就局部作用而言,它能够在腔道发挥局部作用,如润滑、收敛、抑菌、止痛等,或是通过直肠给药针对溃疡性结肠炎进行局部治疗;就全身作用而言,栓剂可以经直肠黏膜吸收使药物作用于全身,能够有效避免肝脏首过效应,同时在作为口服给药较难实现的病人尤其是婴幼儿的替代给药方式方面具有显著优势。目前多种新型的栓剂已经被开发以实现药物的组合给药、速释和缓控释。

栓剂因使用腔道不同可分为直肠栓、阴道栓、尿道栓等。目前,常用的栓剂为直肠栓和阴道栓。栓剂在常温下为固体,塞入腔道后,在体温下能迅速软化熔融或溶解于分泌液中,逐渐释放药物而产生局部或全身作用。

二、栓剂的特点

1. 药物不经过胃肠道,基本不受或少受胃肠道 pH 或酶的破坏。

2. 避免药物对胃黏膜的刺激性。

3. 药物制成栓剂后,直接由直肠静脉或直肠淋巴系统吸收,可避免肝脏对药物的首过效应,还可减少药物对肝脏的毒性。

4. 适用于不能或不愿口服给药的病人,如呕吐病人、婴幼儿病人。

5. 不宜口服的药物适合制成栓剂。

6. 栓剂起效快,作用时间长。

7. 可在腔道起润滑、抗菌、杀虫、收敛、止痛、止痒等局部作用;亦可经直肠黏膜吸收使药物作用于全身。

8. 栓剂使用不如口服方便。

9. 栓剂吸收不完全,使用栓剂后分泌物增多,令使用者有不适感。

10. 栓剂生产成本高,生产效率低。

三、栓剂的使用原则

1. 适用范围 ①对胃黏膜有刺激性的药物可以制成栓剂剂型,可减少或避免刺激,如镇痛栓剂就是肛周疼痛病人的首选药物;②不能或不愿吞服片、丸及胶囊的病人,尤其是婴儿和儿童;③伴有呕吐的病人;④用于妇科疾病和肛肠疾病,作用直接而疗效显著。

2. 用药方法 直肠栓又称肛门栓。从剂型上来说,直肠栓既可发挥局部治疗作用,也可通过直肠黏膜的吸收而发挥全身治疗作用。栓剂的使用须注意以下几个方面。

①使用前尽量排空大小便,并清洗肛门内外。②洗净双手,剥去栓剂外裹的铝箔,在栓剂的顶端蘸少许液状石蜡、凡士林、植物油或润滑油使用。③病人取侧卧位,小腿伸直,大腿向前屈曲,贴着腹部;儿童可趴在大人腿上。④放松肛门,将栓剂尖部向肛门塞入,并用手将栓剂轻轻推入深处约2cm,然后合拢双腿,并保持侧卧姿势15分钟。⑤若栓剂在十分钟内流泄,须重新塞入另1只栓剂。⑥用药后,1~2小时内尽量不排便,以使药物充分发挥作用。⑦直肠栓仅做外用,不能口服。

3. 注意事项　栓剂基质的硬度易受气候影响,夏季温度高,会使栓剂变软而不宜使用,可将栓剂置入冰水或冰箱中10~20分钟,待其基质变硬后再使用。

四、常见栓剂举例

美沙拉秦栓

美沙拉秦栓是一种水杨酸类抗炎药,通过抑制炎症介质的生物合成与释放而起效,主要用于溃疡性结肠炎的治疗。

【制剂原理】

美沙拉秦化学名为5-氨基水杨酸,通过在肠道内缓慢、持续地释放5-氨基水杨酸,抑制炎性介质前列腺素和白三烯的合成,从而达到抗炎作用。美沙拉秦栓的抗炎作用,主要通过与炎性肠道组织直接接触,在局部发挥药效,而非通过吸收产生药理作用。口服制剂会引起恶心、呕吐等胃肠道不良反应,同时降低了局部药物浓度及疗效。因而美沙拉秦栓进行局部治疗很大程度上限制了全身性吸收,增加了局部药物浓度,故降低了不良反应的发生率,增加了治疗效果。

【合理用药】

1. 用法用量 成人一般每天 1~2 次,每次 1 枚(1.0g)。或者根据疾病的情况来进行加量或者减量,但建议即使症状缓解,也不要立刻停药,应适当延长用药时间,从而预防溃疡性结肠炎再发可能。

2. 注意事项 对水杨酸类及其代谢成分或活性成分过敏者禁用。因故或遗忘漏用 1 个剂量时,应按处方继续使用。若有多次剂量漏用,应按处方继续使用,并尽快与医师联系。在治疗期间宜进食清淡易消化食物,戒烟戒酒。服药期间,定期监测血常规和尿常规。一般情况下,在治疗开始后 2 周进行 1 次检查。此后,每 4 周检查 1 次;如果未见异常,服药 3 个月后,每 3 个月检查 1 次血常规与肾功能。

小儿布洛芬栓

布洛芬是一种丙酸类非甾体抗炎药,具有解热、镇痛、抗炎作用,是世界卫生组织(World Health Organization,WHO)WHO 和美国食品药品管理局(Food and Drug Administration,FDA)共同推荐的适用于儿童的退热药物之一。主要用于儿童普通感冒或流行性感冒引起的发热,也用于缓解儿童轻至中度疼痛,如头痛、关节痛、偏头痛、牙痛、肌肉痛、神经痛。

【制剂原理】

布洛芬化学名为 α- 甲基 -4-(2- 甲基丙基)苯乙酸,显示酸性,对胃黏膜有较强的刺激性。布洛芬口服制剂的胃肠道副作用明显并具有首过效应,使其使用受限。小儿布洛芬栓通过直肠给药,经肠黏膜吸收,直接进入下腔静脉而进入体循环,避免了肝脏首过效应;同时,由于栓剂的吸收不经过消化道,减少对胃肠道的刺激,从而提高了用药依从性,也更适用于服药困难、胃肠道不适及昏迷的患儿,同时降低了夜间给药的难度。小儿布洛芬栓具有退热迅速持久、给药方便、起效快的优点,安全性较高,副作用小,是小儿解热镇痛药的非处方药(over the counter,OTC)品种。

【合理用药】

1. 用法用量   直肠给药:1~3 岁小儿,1 次 1 粒(50mg,塞肛门内),若持续疼痛或发热,可间隔 4~6 小时重复用药 1 次,24 小时不超过 4 次。

ER10-1   栓剂的使用方法

2. 注意事项   本品为对症治疗药,不宜长期或大量使用;对于 1~2 岁的小儿,如 24 小时症状不见缓解请停药并咨询医生;对于 2 岁以上的儿童,用于解热连续应用不得超过 3 天,用于止痛不得超过 5 天,症状不缓解请咨询医师或药师;避免与其他口服退热药联合使用。

第二节   灌 肠 剂

一、灌肠剂的定义

灌肠剂指灌注于直肠的水性、油性溶液或混悬液,以治疗、诊断或营养为目的的液体制剂。

　　灌肠剂属于直肠给药剂型中的一种。由于直肠独特的生理构造,使得灌肠剂具有易被直肠吸收、较口服给药吸收快、生物利用度高、可避免肝脏首过效应以及胃和小肠消化液和酶系的破坏作用、避免口服药物对胃的刺激等特点。

　　灌肠剂根据其应用目的不同,主要分为两大类:①清除灌肠剂又称泻下灌肠剂,以排便或灌洗为目的。主要作用为清除粪便、减低肠压,使肠恢复正常功能,这类灌肠剂使用后排出。常用的有 5% 软肥皂溶液、磷酸钠盐灌肠液、甘油灌肠剂等。②保留灌肠剂指在直肠起局部作用或吸收发挥全身作用的液体制剂。常用的有结肠宁灌肠剂、美沙拉秦灌肠剂等。此类灌肠剂需要较长时间保留在肠道中,故称为保留灌肠剂。

二、灌肠剂的特点

1. 清除灌肠剂

(1)起效快,作用迅速。

(2)使用不便。

2. 保留灌肠剂

(1)提高了药物的生物利用度。口服药物经胃肠道吸收,部分药物受到胃酸和消化酶的破坏,使药物的吸收率降低。而保留灌肠剂是经肠黏膜直接吸收到达循环系统,具有吸收完全、生物利用度高的优点。

(2)有效发挥局部用药效应。肠道系统疾病如用口服或注射给药,药物局部浓度较低,因此疗效欠佳,而直肠给药通过肠黏膜直接吸收,使药物能直接地较长时间作用于病变部位,从而有效发挥局部用药效应,提高治愈率。

(3)具有直肠透析作用。保留灌肠剂用于急、慢性肾衰竭、胆胰外科疾病能起到直肠透析作用,临床证明直肠透析疗法效果良好。

(4)减少了药物对肝脏的影响。保留灌肠剂通过肠黏膜的直接吸收,50%~70%药物不经肝脏进入体循环系统,减少了肝脏的首过效应及药物对肝脏的影响,尤其对于急性中毒的抢救,使用保留灌肠剂是一种安全有效的办法,在一定程度上减少了肝脏的负担,直接起到护肝作用。

(5)缺点是使用不便;部分病人不耐受。

三、灌肠剂的使用原则

1. 清除灌肠剂

(1)适用人群:用于便秘病人的治疗,以及肠镜检查前或术前肠道准备的病人。

(2)用药方法

①病人坐在马桶或坐便器上,将肛管尖端插入肛门内7~10cm。②插好肛管后右手固定,左手打开开关使液体缓缓流入病人肠道内。③密切观察袋内液面下降和病人的情况,如果袋内液面停止下降溶液流入受阻,多由于肛管口被小粪块阻塞,可轻轻移动肛管冲开粪块;病人有便意时,应鼓励病人深呼吸放松腹肌减轻腹压。④注液量:开始阶段每次500ml,逐步增加到1 000ml;储水袋高于肛门40~60cm。⑤注水的速度:注水过快引起腹痛、直肠反射性收缩可能影响灌洗的效率;注水过慢达不到对结肠的有效刺激作用。若采用手工控制流速,建议每5~10秒泵入1次,使用重力滴注或机器控制泵设置为200~300ml/min。⑥灌肠液的选择:一般用矿泉水、盐水,水质

好的地区可用自来水。⑦灌洗的频率：起初1天1次,10~14天后改为2天1次,关键在于形成排便习惯。⑧灌洗时机的选择：尽量养成定时灌洗的习惯,为借助胃结肠性反射(胃充盈反射性地引起结肠的运动增加),最好在饭后20~30分钟进行。开始肠道灌洗治疗后,实现定时排便需4~8周的时间。部分神经源性肠道功能异常者可能需要辅助措施,如腹部按摩、增加腹内压(腹部肌肉紧绷、身体前倾等)、借助手指通便等,随着时间延长可逐步实现自主通便。

(3)注意事项

①掌握合适的适应证,有怀疑肠穿孔、肠出血者等应禁用;对怀疑急腹症、局部(肠管、肛门)有炎症创伤、糖尿病及新生儿等应慎用。②临用前应将灌肠剂预热,温度以接近体温为宜。③注入前应先润滑,缓慢插入,减少肠壁摩擦和损伤。④挤压不易过快,避免压力过大,引起腹痛。⑤挤压完后应缓慢退出,不宜过快,以防液体大量外流。⑥当发生过敏症状、腹痛、肛门异常感觉等应中止使用。⑦长期连续使用会增加机体依赖性,应避免多次、长期使用。

2. 保留灌肠剂

(1)适用人群

①抢救危重、急诊病人：保留灌肠用于抢救心力衰竭、急性肠梗阻、急性药物中毒等方面均取得满意疗效。②内科疾病病人的治疗：应用中药保留灌肠治疗便秘、溃疡性和慢性结肠炎等疗效显著。③外科疾病病人的治疗：中药保留灌肠对外科术后腹胀、肠麻痹症、急性胰腺炎等均有较好疗效。尤其对术后腹胀、肠麻痹症,不适宜口服给药,其他给药途经疗效不佳者。④妇科疾病病人的治疗：对妇科疾病,如较难根治的急、慢性盆

腔炎治疗效果较好。⑤儿科疾病病人的治疗：儿科临床常用小柴胡冲剂保留灌肠解热，治疗效果可靠。

(2)用药方法

①保留灌肠前嘱病人排便或给予排便性灌肠一次，以减轻腹压及清洁肠道，便于药物吸收。②肠道疾病病人在晚间睡眠前灌肠为宜，灌肠时臀部应抬高10cm，液面距肛门不超过30cm，液量在200ml以内，可用漏头或注射器缓慢灌入，利于药液保留。卧位根据病变部位而定，如慢性痢疾病变多在乙状结肠和直肠，故采用左侧卧位为宜，阿米巴痢疾病变多见于回盲部，应采取右侧卧位，以提高治疗效果。③其他操作同清除灌肠剂，但入肛管要深，约15~20cm，溶液流速宜慢，压力要低(液面距肛门不超过30cm)，以便于药液保留。④导管拔出后，嘱病人平卧，以卫生纸在肛门处轻轻按揉，尽量忍耐，保留1小时以上，以利于药物吸收。

(3)注意事项

①保留灌肠剂主要起到治疗作用，需要药液在体内停留一段时间，因此操作前应与病人说明药物保留灌肠的目的和意义及配合方法，以取得合作，使药物按预定的时间保留在肠道内，从而达到最佳治疗目的。②药物保留时间应视病情而定，准确执行医嘱，一般药物保留1~2小时，慢性结肠炎、肾衰竭等宜保留时间2~4小时，达到透析、局部治疗的目的。③保留灌肠次数也由疾病而定，一般每日1~2次，用于药物中毒，急、慢性肾衰竭可6~8小时1次。④药物温度一般在38℃左右，根据气候、病症灵活辨证加减，如高热病人需降温，适用30℃左右，阴寒虚证体温不升者可用40℃左右。⑤凡肛门、直肠、结肠术后，严重腹泻、肛瘘、急腹症疑有肠坏死穿孔应禁用。⑥女性

病人应避开月经期、产褥期。⑦严格做好消毒隔离,避免交叉感染。

四、常见灌肠剂举例

磷酸钠盐灌肠液

磷酸钠盐灌肠液的活性成分为磷酸钠盐,灌肠液在肠道基本不吸收,在肠道内形成高渗环境,使大量水分进入肠内,粪便软化;并使结肠内压力增高,刺激排便反应,达到清理肠道的效果,主要用于解除偶然性便秘以及用于直肠检查前灌肠清洁肠道。

【制剂原理】

磷酸钠盐灌肠液为复方制剂,由磷酸氢二钠与磷酸二氢钠组成,在肠道中解离成相对不吸收的阴离子和阳离子,在肠道内形成高渗环境,增加大便含水量使下部肠道膨胀而刺激排便反应;同时磷酸钠盐还可激活肠黏膜层的局部神经反射而增加肠壁蠕动,提高肠道动力,促进大便排泄。与传统清洁灌肠液(0.9% 生理盐水、0.5%~1% 肥皂水)相比,磷酸钠盐灌肠液只在结肠发挥作用,不会引起腹痛和肠痉挛及灌肠后排便次数频繁;病人灌肠时很少有灌肠液外流及肛门不适疼痛症状;病人舒适度增加,清洁肠道效果好;操作简便,起效快,省时省力,医患满意度高。同时因灌肠液极少被吸收,且只作用于结肠部,因而不良反应发生率更低(如恶心、呕吐、腹痛、电解质紊乱等),适用于不能耐受口服给药的病人。

【合理用药】

1. 用法用量 肛门给药。成人及 12 岁以上儿童每日 1 瓶

(133ml),一次性使用。

2. 给药说明

(1)使用本品姿势：①左侧位。身体左侧位平躺,右膝部弯曲,手臂自然放松。②膝胸位。膝盖跪地,然后头胸部下倾直至左侧面部接触床面,左手臂自然弯曲。

(2)使用方法：①取下本品包装帽盖。②将瓶嘴对准肛门,用稳定的压力轻轻地将瓶嘴插入直肠,插入时应顺时针或逆时针轻轻转动瓶体,如果病人用力(类似排便运动),有助于放松肛门周围的肌肉,这样瓶嘴插入更容易。不要强制性地将瓶嘴插入直肠,避免造成损伤。③挤压瓶体,将药液缓慢注入直肠内,直到内装溶液几乎挤完为止。不必将瓶内液体全部挤完,因为瓶内液体量多于需要量。④从直肠拔出瓶嘴,保持姿势不变,直到出现强烈的便意为止(通常为 2~5 分钟)。

3. 注意事项　在 24 小时内使用 1 瓶以上本品可能会对身体造成损害；灌肠前后禁用可能导致水、电解质失衡的药物；本品不可多用,除非有医师指导。2 岁以下儿童禁用,2~11 岁儿童不宜使用本品。

结肠宁(灌肠剂)

结肠宁为中成药制剂,具有活血化瘀、清肠止泻的功效,用于慢性结肠炎性腹泻(慢性细菌性痢疾、慢性结肠炎、溃疡性结肠炎)。

【制剂原理】

结肠宁的组成为蒲黄、丁香蓼,其辅料为蜂蜜、吐温 80、对羟基苯甲酸乙酯。蒲黄中含有机酸、黄酮与多糖等,在肠腔分解后的营养物质可被肠道益生菌群摄取,而腐生菌难以摄取这些物质,可调节菌群;且蒲黄与丁香蓼代谢产物为没食子酸等有机酸,有抑菌作用,可酸化肠道,调节 pH,促进肠道益生菌生长。蒲黄有凉血、止血、活血化瘀之功效,配伍丁香蓼,可改善血管通透性,促使局部渗出减少,吸收增多,进而致收敛等作用。灌肠剂进入肠壁后会被黏膜吸收,扩张肠壁血管,可有效清除血液中蓄积的肌酐等部分毒素。

【合理用药】

1. 用法用量 灌肠用。取药膏 5g,溶于 50~80ml 温开水中,放冷至约 37℃时保留灌肠,每天大便后 1 次,4 周为 1 个疗程。

2. 给药说明

(1)使用时药膏挤尽,用温开水反复冲洗残留在软管壁内的余药,混入 50~80ml 药液中,以保证药物使用率。

(2)灌药前最好排空大便,尽量维持用药液后 4 小时内不能排便。建议睡前进行灌肠。

(3)病人采取左侧卧位。

(4)准备好灌肠头,表面涂上油脂润滑剂,缓慢插入肛门有落空感即可,稍加固定。

(5)将溶好的药液全部倒入灌肠瓶中,接好灌肠头尾端,缓慢将药液挤入,时间 3 分钟。

(6)药液全部灌入后先后采取膝胸位、右侧卧位、左侧卧位、平卧位保留灌肠,每个体位保持 10~15 分钟。

①膝胸位:膝盖跪地,然后头胸部下倾直至左侧面部接触床面,左手臂自然弯曲;②右侧卧位:身体右侧位平躺,双膝部弯曲,手臂自然放松。③左侧卧位:身体左侧位平躺,右膝部弯曲,手臂自然放松。④平卧位:仰面平躺,手臂自然

放松。

3. 注意事项　药液过冷或过热,都会引起不适感,或产生便意,使药液保留不佳,应调节至适宜温度使用。密封,置阴凉(不超过 20℃)干燥处保存。

参考文献

［1］方亮. 药剂学. 9 版. 北京: 人民卫生出版社, 2023.

［2］徐翔, 陆莹, 姜彤, 等. 咀嚼片的药理与临床应用研究进展. 延边大学医学学报, 2017, 40 (2): 152-154.

［3］国家药典委员会. 中华人民共和国药典. 2020 年版. 北京: 中国医药科技出版社, 2020.

［4］国家药典委员会. 中华人民共和国药典临床用药须知: 化学药和生物制品卷. 2015 年版. 北京: 中国医药科技出版社, 2015.

［5］赵海珍. 阿奇霉素干混悬剂的制备. 生物技术世界, 2013, 70 (9): 84.

［6］贾文君, 全立卿. 不同厂家阿奇霉素干混悬剂的溶出度比较. 中国药物评价, 2017, 34 (4): 258-260.

［7］范静. 胶体果胶铋不同剂型用于 Hp 阳性消化性溃疡中的比较. 世界最新医学信息文摘, 2015, 15 (82): 88-89.

［8］温钦海, 吴许伟. 胶体果胶铋原料药的稳定性实验研究. 中国当代医药, 2010, 17 (9): 18.

［9］常丽梅, 吴海暄, 伍巧吉, 等. 头孢克洛干混悬剂的工艺优化及稳定性研究. 海南医学, 2010, 21 (19): 116-118.

［10］周晓溪, 任瑞莉, 李一兰, 等. 不同介质中头孢克洛干混悬剂溶出曲线相似性比较研究. 中国抗生素杂志, 2017, 42 (5): 369-372.

［11］赵秀娣. 稳心颗粒治疗肺心病心律失常 40 例观察. 浙江中医杂志, 2012, 47 (5): 388.

［12］范维琥, 吴宗贵, 施海明. 麝香保心丸治疗冠心病心绞痛中国专家共识. 中国中西医结合杂志, 2018, 38 (2): 145-153.

［13］ 张蓓. 复方丹参滴丸治疗冠心病的药理作用与临床研究进展. 中国
社区医师, 2020, 36 (30): 4-5.

［14］ 吴昆仑, 吴眉. 六味地黄丸 (汤) 药理研究及临床应用新进展. 中成
药, 2005, 27 (11): 1379-1382.

［15］ 何泓良, 王卫国, 李磊, 等. 硝苯地平缓控释制剂制备技术研究进展.
海峡药学, 2009, 21 (8): 19-22.

［16］ 李佳, 郭玲, 宋旭, 等. 硝苯地平双层渗透泵控释片的制备. 华西药学
杂志, 2015, 30 (1): 18-21.

［17］ 张华, 徐荣. 琥珀酸美托洛尔缓释片的制备与含量测定. 医药导报,
2016, 35 (8): 870-874.

［18］ 刘泽华, 肖宛璐, 邸东华, 等. 易溶性药物酒石酸美托洛尔速释联合
缓释片的制备. 沈阳药科大学学报, 2016, 33 (8): 604-608.

［19］ 程林, 裴艳梅, 李彦朴, 等. 盐酸二甲双胍缓释片的研制及稳定性考
察. 中国药剂学杂志, 2021, 19 (4): 99-109.

［20］ 闫显光, 陈勇. 盐酸二甲双胍缓释片的工艺及质量研究. 化工管理,
2019, 530 (23): 37-38.

［21］ 刘广文, 陈佳惠, 高振月, 等. 盐酸二甲双胍缓释片健康人体生物等
效性评价. 中国新药杂志, 2021, 30 (5): 411-416.

［22］ 董丹. 卡比多巴- 左旋多巴控释片治疗帕金森病合并睡眠障碍的疗
效观察. 中国实用神经疾病杂志, 2018, 21 (12): 1350-1353.

［23］ 李建红, 卢静, 汪子琪, 等. 卡比多巴- 左旋多巴控释片对帕金森病
合并睡眠障碍患者精神行为症状、认知障碍及对日常生活能力的影
响. 解放军医药杂志, 2019, 31 (5): 55-58.

［24］ 安富荣, 沈金芳. 国产和进口格列吡嗪控释片的质量评价. 中国现代
应用药学, 2008, 25 (Z1): 635-637.

［25］ 卢其福, 王素丽, 叶毅, 等. 蜜炼川贝枇杷膏对甲型 H1N1 流感病毒

性肺炎小鼠的影响及相关机制研究. 中药新药与临床药理, 2021, 32 (3): 352-356.

[26] 李迪. 世界药物舌下片剂开发应用新进展. 黑龙江医药, 2015, 28 (3): 525-529.

[27] 李丁, 王健, 侯惠民. 口腔黏膜给药系统研究进展. 中国医药工业杂志, 2009, 40 (4): 303-307.

[28] 陈黎, 高永良. 舌下给药研究进展. 中国药物应用与监测, 2008, 5 (6): 42-45.

[29] 梁硕, 李超英. 舌下给药研究进展. 长春中医药大学学报, 2016, 32 (6): 1309-1311.

[30] 张光杰, 王浩. 药用辅料应用技术. 北京: 中国医药科技出版社, 1991.

[31] 尹莉芳, 张娜. 生物药剂学与药物动力学. 6 版. 北京: 人民卫生出版社, 2022.

[32] 蔡丹宁. 关于优化口腔贴片质量标准的一些思考. 中国药品标准, 2017, 18 (1): 3-6.

[33] 张纪兴, 杨帆. 甲硝唑口颊片的工艺研究. 广东药学院学报, 2001, 17 (2): 81-82.

[34] 王新莉, 孙伟成, 王雪, 等. 甲硝唑口腔粘贴片治疗牙周病的临床体会. 牡丹江医学院学报, 2005, 26 (2): 28-29.

[35] 刘国勤, 马晓蓬, 宋培智. 单向释药口腔溃疡贴片的研制. 海军医学杂志, 2007, 103 (2): 129-131.

[36] 李刚. 住院病人口腔护理. 北京: 世界图书出版公司, 2007.

[37] 许景峰, 杨本明. 实用处方药物学. 北京: 人民军医出版社, 2009.

[38] 相芬芳, 马运玲, 潘青转, 等. 复方氯己定含漱液口腔护理的临床观察. 实用医技杂志, 2006, 13 (23): 4285-4286.

［39］ 王健, 王伟. 口腔喷雾剂的研究概况. 中国医药工业杂志, 2011, 42 (9): 704-709.

［40］ 张雪, 齐宜广, 武玉杰, 等. 新型注射剂的国内外研发进展. 药学进展, 2018, 42 (12): 897-904.

［41］ 中华医学会《中华全科医师杂志》编辑委员会,《基层 2 型糖尿病胰岛素应用专家共识》编写专家组. 基层 2 型糖尿病胰岛素应用专家共识. 中华全科医师杂志, 2021, 20 (7): 726-736.

［42］ 纪立农, 郭晓蕙, 黄金, 等. 中国糖尿病药物注射技术指南 (2016 年版). 中华糖尿病杂志, 2017, 9 (2): 79-105.

［43］ 郭晓蕙, 霍丽. 胰升血糖素样肽 1 受体激动剂注射装置改进与 2 型糖尿病管理. 中国糖尿病杂志, 2021, 29 (7): 557-560.

［44］ 王仙花. GLP-1 类似物: 度拉鲁肽研究进展. 中国医药科学, 2020, 10 (3): 34-37.

［45］ 中国医学装备协会呼吸病学专委会吸入治疗与呼吸康复学组, 中国慢性阻塞性肺疾病联盟. 稳定期慢性气道疾病吸入装置规范应用中国专家共识. 中华结核和呼吸杂志, 2019, 42 (4): 241-252.

［46］ 文冰亭, 赵荣生. 吸入给药装置的结构原理及使用. 临床药物治疗杂志, 2008, 6 (1): 41-48.

［47］ 上海市医学会儿科分会呼吸学组, 上海儿童医学中心儿科医疗联合体 (浦东). 儿童哮喘常用吸入装置使用方法及质控专家共识. 中华实用儿科临床杂志, 2020, 35 (14): 3041-3050.

［48］ 简文华, 郑劲平. 能倍乐吸入装置的特性及其噻托溴铵喷雾剂的临床应用. 中华结核和呼吸杂志, 2014, 37 (6): 474-477.

［49］ 徐欣, 刘哲鹏, 陈岚. 干粉吸入剂给药装置研究现状及前景. 医药工程设计, 2010, 31 (5): 32-34.

［50］ 文文, 谢宝松. 慢性阻塞性肺疾病管理中吸入装置的选择与应用. 中

华结核和呼吸杂志, 2020, 43 (1): 75-79.

［51］游一中. 用于压力定量吸入气雾剂的 AerosphereTM 创新共悬浮递送技术. 中华结核和呼吸杂志, 2019, 42 (6): 477-480.

［52］赵德育. 不同雾化吸入装置特点及使用要点. 中国实用儿科杂志, 2016, 31 (12): 895-898.

［53］ZHANG W, XU L, GAO S, et al. Technical evaluation of soft mist inhaler use in patients with chronic obstructive pulmonary disease: a cross-sectional study. Int J Chron Obstruct Pulmon Dis., 2020, 2020 (15): 1471-1479.

［54］徐景娜, 周学海, 杨敏, 等. 肺部吸入制剂的研究概况. 药物评价研究, 2019, 42 (12): 2305-2308.

［55］付强, 韩娜, 李娜, 等. 芬太尼透皮贴剂临床合理用药指南. 医药导报, 2021, 40 (11): 1463-1474.

［56］周友钗, 邹艳芳. 益母草膏在米非司酮配伍米索前列醇终止早孕中的临床应用. 中成药, 2002 (8): 66-68.

［57］张桂英, 刘鸿泽. 云南白药膏镇痛作用的实验研究. 内蒙古中医药, 2012, 31 (18): 32.

［58］兰志刚, 张宝霞, 贾丛羽, 等. 冰冻云南白药膏贴敷疗法对脑出血头痛患者内皮素-1、肿瘤坏死因子-α、白介素-6 的影响. 中国医药导刊, 2017, 19 (2): 159-160.

［59］居洪涛, 张雪刚, 陈翔. 双氯芬酸二乙胺凝胶配伍麝香壮骨膏治疗急性软组织损伤疗效观察. 时珍国医国药, 2013, 24 (7): 1682-1683.

［60］许艳茹, 石菊, 展月, 等. 麝香壮骨膏对诱导型佐剂关节炎的作用机制研究. 特产研究, 2019, 41 (3): 35-39.

［61］中国药学会. 常用药物剂型及合理使用. 北京: 人民卫生出版社,

2012.

［62］陈维红. 药师用药交代实用手册. 北京: 人民卫生出版社, 2020.

［63］李华斌, 王向东, 王洪田, 等. 鼻炎分类和诊断及鼻腔用药方案的专家共识. 中国耳鼻咽喉颅底外科杂志, 2019, 25 (6): 573-577.

［64］冯蕴慧. 鼻腔用药的安全使用. 中国社区医师, 2009, 25 (15): 17.

［65］梅艳, 蔡长清, 汪洋. 吸收促进剂在儿科鼻腔给药系统中的应用. 中国医药导报, 2008, 5 (36): 117.

［66］陈新谦, 金有豫, 汤光. 陈新谦新编药物学. 18 版. 北京: 人民卫生出版社, 2018.

［67］张永恒, 卢乙众. 复方酮替芬滴鼻液的制备及质量控制. 中国药师, 2008, 104 (9): 1127-1128.

［68］程向荣, 王秋萍. 经鼻腔用药治疗全身性疾病的潜在优势和局限性. 医学研究生学报, 2004, 17 (4): 364-366.

［69］唐星, 何仲贵, 李春秋, 等. 酮替芬鼻用喷雾剂的处方筛选及稳定性探讨. 中国医院药学杂志, 1998, 18 (11): 25-27.

［70］梅艳, 蔡长清, 汪洋. 吸收促进剂在儿科鼻腔给药系统中的应用. 中国医药导报, 2008, 5 (36): 117.

［71］李斯斯, 阮标, 刘奔, 等. 复方木芙蓉涂鼻膏治疗慢性鼻炎的疗效观察. 重庆医学, 2013, 42 (4): 432-433.

［72］李世英, 瞿梅增. 药物保留灌肠应用概述. 浙江中西医结合杂志, 2003, 13 (12): 70-71.

［73］刘法丽, 孙玉红, 齐燕秋, 等. 清洁灌肠的护理进展. 中华护理杂志, 2006, 4 (1): 72-74.

［74］史同瑞, 刘宇, 王爽, 等. 肠道菌群与中草药有效成分代谢. 中国微生态学杂志, 2014, 26 (4): 479-482.

［75］BESTEBREURTJE P, ROELEVELD N, KNIBBE C A J, et al. Development and stability study of an omeprazole suppository for infants. Eur J Drug Metab Pharmacokinet, 2020, 45 (5): 627-633.

[76] 缪培培. 黄桂灌肠剂与妇科外敷 1 号治疗湿热瘀结型妇科盆腔炎的疗效观察. 医学食疗与健康, 2020, 18 (14): 22-23.